# DE LA

# SYMPHYSÉOTOMIE

PAR

## Le D<sup>r</sup> Emile GOTCHAUX

Ancien externe des hôpitaux de Paris
Moniteur à la Maternité de la Charité

PARIS

OCTAVE DOIN, ÉDITEUR

8, PLACE DE L'ODÉON, 8

1893

# DE LA

# SYMPHYSÉOTOMIE

PAR

## Le D<sup>r</sup> Emile GOTCHAUX

Ancien externe des hôpitaux de Paris
Moniteur à la Maternité de la Charité

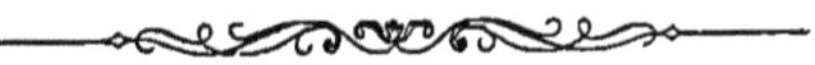

PARIS

OCTAVE DOIN, ÉDITEUR

8, PLACE DE L'ODÉON, 8

1892

A LA MÉMOIRE DE MON PÈRE


A MA MÈRE

TÉMOIGNAGE DE RECONNAISSANCE ET DE PROFONDE AFFECTION


A MES MAITRES DANS LES HOPITAUX


A MA FAMILLE


A MES AMIS


A MON PRÉSIDENT DE THÈSE

M. LE DOCTEUR TARNIER

Professeur d'accouchements
Chirurgien en chef de la clinique d'accouchements et de gynécologie de Paris
Membre de l'Académie de médecine
Commandeur de la Légion d'honneur.

HOMMAGE RESPECTUEUX

# INTRODUCTION

La Société obstétricale de France ayant résolu de mettre à l'étude pour sa prochaine réunion la question de la symphyséotomie, il nous a paru intéressant de nous attacher à ce sujet.

Notre plan a été celui-ci :

Histoire de la symphyséotomie en France depuis la première opération de Sigault jusqu'en 1891 ;

Histoire de la symphyséotomie en Italie depuis les temps les plus reculés jusqu'à nos jours ;

Histoire de la symphyséotomie dans les pays autres que la France et l'Italie ;

Etudier les raisons qui ont fait abandonner cette opération pendant si longtemps ;

Analyser le mouvement actuel de résurrection qui se produit ;

Envisager les indications et les contre-indications de l'opération ;

Considérer les modifications physiologiques de la symphyse pendant la gestation et décrire les expériences ;

Les manuels opératoires ;

Les suites de l'opération ,

Les statistiques.

Mais avant d'aborder notre sujet, nous sommes heureux de suivre la tradition et d'adresser un public hommage aux maîtres qui ont bien voulu s'intéresser à nous pendant le cours de nos études et à qui nous devons les quelques connaissances que nous avons pu acquérir.

Que Monsieur le docteur Périer veuille bien agréer l'expression de notre gratitude pour son précieux enseignement et la bienveillance qu'il nous a témoignée pendant notre année passée dans son service de chirurgie à l'hôpital Lariboisière.

Nous prions Monsieur le docteur Rendu d'accepter nos respectueux remercîments, il a bien voulu nous initier aux patientes recherches de la clinique médicale (hôpital Necker).

A notre parent, Monsieur le docteur Oulmont, qui, pendant l'année passée dans son service à l'hôpital Tenon, nous a prodigué ses excellents conseils, il nous est cher d'exprimer notre affection et notre grande reconnaissance d'élève.

Après avoir passé près de deux années comme élève dans le service de Monsieur le docteur Budin, ce maître éminent a bien voulu nous choisir comme Moniteur d'accouchements à la maternité de la Charité, nous lui en sommes profondément reconnaissant, mais le témoignage de notre gratitude pour tout ce que nous devons à Monsieur le docteur Budin resterait toutefois imparfait si nous n'ajoutions que nous éprouvons cette affection et cette admiration que son caractère et son talent inspirent à chacun de ses élèves,

Nous tenons aussi à adresser l'expression de nos sentiments de respectueux dévouement à Monsieur le docteur Gérard Marchant et à Monsieur le docteur Bonnaire, qui nous ont toujours montré tant d'affectueuse sollicitude. Monsieur le professeur Bouchacourt de Lyon a bien voulu s'intéresser à notre travail et nous donner des renseignements précieux, nous nous félicitons des marques de sympathie dont a bien voulu nous honorer ce maître de l'obstétrique lyonnaise.

Mille remercîments à Monsieur le docteur Tissier qui a mis ses livres à notre disposition et à nos excellents amis Messieurs les docteurs Merle et Tondi qui nous ont aidé dans nos recherches bibliographiques ou dans la traduction des auteurs étrangers.

Enfin, nous ne saurions louer comme il convient l'affabilité de Monsieur le professeur Tarnier, qui nous a fait le très grand honneur d'accepter la présidence de notre thèse.

# HISTOIRE DE LA SYMPHYSÉOTOMIE

## EN FRANCE

La définition de la symphyséotomie se trouve à l'article
« pubiotomie » du *Dictionnaire des sciences médicales* que nous
citons textuellement :

« *Symphyséotomie, synchondrotomie, opération de la symphyse :*
« c'est ainsi qu'on a désigné et qu'on désigne encore la section
« de l'articulation pubienne ou des branches osseuses qui con-
« courent à sa formation dans le but d'agrandir les diamètres
« du bassin pour permettre ou faciliter l'accouchement dans les
« cas de sténose pelvienne (Bouchacourt). »

Notre intention n'est pas de retracer ici le long tableau de tout
ce qui a été fait et dit sur cette opération, « source de contesta-
« tions interminables et au sujet de laquelle on a écrit quelques
« centaines de dissertations » (Murat), mais de résumer l'histoire
de la symphyséotomie.

Rien n'est en effet plus intéressant que de parcourir les différents écrits relatifs à cette opération qui, après avoir passé par
des alternatives d'apothéose et de décadence, vient de recon-

quérir sa place dans le cadre des opérations obstétricales et il nous est permis d'assister actuellement à la véritable résurrection de l'opération de Sigault.

Sans vouloir remonter à Hippocrate, il est curieux de rechercher comment est née l'idée de la section de la symphyse et de suivre l'évolution de cette idée dans ses différentes phases jusqu'au jour où elle fut mise à exécution par Sigault.

Les Arabes passaient pour séparer les pubis des filles à leur naissance, afin d'agrandir le bassin.

André Vesale parle de cette coutume bizarre dans son anatomie : *Quod autem, nuper natis puellis partus faciliores gratia, apud nullas gentes pubis ossa aut comprimentur, aut disjungantur neminem dissectionis studio sum latere arbitro, quantumvis id pertinaciter vulgus nunc de his, nunc de illis nationibus affirmet.*

Ambroise Paré, peu de temps après, écrivait qu'il avait entendu dire qu'en Italie, on cassait les os du pubis aux petites filles dans le but de leur faciliter leur accouchement futur.

Malgaigne, dans ses annotations au livre de Paré, manifeste son étonnement en constatant que personne jusque-là n'avait réfléchi à cette habitude italienne, habitude qui devait être due à la tradition d'un récit erroné sur une opération raisonnable, analogue à la division de la symphyse, qu'on avait proposée en France dans le xviii* siècle.

Il est peu probable, comme l'affirme Corradi, que l'on ait pratiqué ces manœuvres sur les filles à leur naissance, et on a dû sans doute, selon lui, prendre pour une opération la simple pression sur la vessie qui, suivant le conseil de Ser Aldobrandino de Sierra, avait pour but de faciliter l'émission des urines.

En même temps qu'Ambroise Paré, Séverin Pineau affirmait avoir vu plusieurs fois dans les campagnes de France, les sages-

femmes chercher à écarter les os pectinés en faisant des tractions sur les cuisses des parturientes, il professait alors dans ses
cours d'anatomie : *Aptius id factum fuisset, si doctos medicos
et chirurgicos non censores, sed coadjutores aut imperatores habuis-
sent a quibus methodum dilatandi vias didicissent.* Et c'est grâce à
Séverin Pineau que l'évidence de la possibilité de l'écartement des os du bassin put être démontrée et ce fut lui qui la fit
connaître par les hommes les plus recommandables de son
siècle en s'appuyant sur la phrase souvent citée de Gallien :
*Non tantum dilatari sed et secari tutto possent ut internis succur-
ratur.*

Corradi, et plus récemment Spinelli, contestent à Pineau
l'idée d'avoir pressenti la possibilité d'une section sur la symphyse, et selon les auteurs italiens, Pineau aurait seulement
voulu prouver par cet argument plus plausible (sed et secari)
que les os du pubis pouvaient très bien se séparer et que l'écartement de ces os avait même lieu dans l'accouchement naturel.
Ils attribuent à Fernelius et non pas à Pineau, comme on le
croit généralement en France, l'idée de favoriser le ramollissement des symphyses quand elles présentent une trop grande
résistance, par l'application pendant la grossesse *d'embroca-
tions huileuses, de cataplasmes et d'onctions.*

On prétend qu'à Varsovie, un médecin français, Delacourvée,
coupait la symphyse chez une femme qui était morte après un
travail de quatre jours ; la tête du fœtus s'était enclavée dans le
bassin rétréci et Delacourvée ayant sectionné la symphyse avec
un rasoir retira le fœtus, mais ni lui, ni les autres qui narrèrent
ce fait, ne pensèrent en tirer une opération obstétricale qui
pouvait être utile aux femmes en travail; ce cas remonte à 1655.

On raconte aussi qu'en 1766, Plenck, chez une femme morte

pendant la grossesse, sectionnait les os du pubis pour extraire l'enfant dont la tête volumineuse était enclavée au détroit du bassin rétréci, il fit la synchondrotomie post mortem et cette pratique ne fut d'aucun enseignement pour lui car il disait lui-même : *Si tunc temporis serius de usu synchodrotomiæ in muliere viva cogitassem, facile potuissem hujus interventionis inventor evadere, at ego recte, quod sortis humanæ nimis sæpe est, ex hac observatione erroneam decerpsit opinionem, nempe cartillaginem inter ossa pubis semper habere latitudinem unius pollicis, quod vero rarissimum est* (*Elementa Artis Obstetriciæ*, Wien., 1781, p, 206).

En résumé, tous les auteurs de l'époque s'attachaient surtout à la question de savoir si les os du bassin (ossa matricis) pouvaient se séparer pour donner issue au fœtus et la question de l'écartement des os du pubis était à l'ordre du jour, les opinions les plus diverses étaient émises sur le sujet et les ouvrages parus à cette époque sont très nombreux; à ceux qui éprouvent un charme particulier à faire un retour vers le passé, nous conseillons de parcourir ces ouvrages dont la liste est dans le *Ploucquet*, (tome 3, page 296), qui donne les titres des quelques centaines de dissertations parues à cette époque sur la question.

Quoi qu'il en soit, de tous ces travaux, le Mémoire de Louis (1768), lu à l'Académie de chirurgie (De l'écartement des os du bassin. *Mém. de l'Ac. de chir.*, t. IV) et la discussion qui en découla frappèrent l'attention de J.-R. Sigault, alors étudiant. Après quelques recherches sur l'écartement des pubis, il prit, pour sa thèse inaugurale, le sujet suivant et le soutint devant l'École d'Angers, le 22 mars 1773 : *An in partu, contra naturam sectio symphyseum ossium pubis, sectione cesarea, promptior et tutior.* Les recherches de Sigault et sa thèse eurent un grand retentissement et Camper qui, depuis 1759, avait

constaté la possibilité d'augmenter la capacité du bassin
par la section du pubis, après avoir avoué franchement qu'il
n'avait pas songé à l'utilité qu'en pouvait tirer l'art des accouchements, saluait avec joie, comme inventeur de la symphyséotomie, le jeune étudiant, car Sigault le premier osa dire :
« Coupez le pubis et vous empêcherez que les têtes trop volumi-
« neuses s'enclavent; coupez le pubis, et vous donnerez un
« libre passage à la tête qui s'est enclavée. »

Camper trouvait cette proposition si ingénieuse qu'il manifestait son enthousiasme en écrivant qu'il aurait voulu embrasser
Sigault, et cette appréciation du savant hollandais dut surpren-
dre beaucoup Louis, car, quelque temps auparavant, il avait
écrit à Camper que « ce projet était extraordinaire et le fait
« d'une tête folle qui n'avait pas su calculer les dangers d'une
« semblable opération. » L'accueil fait par l'Académie de
chirurgie au travail de Sigault, qui était au contraire encouragé
par la Faculté de médecine, fut plus que réservé, mais les
espérances du jeune étudiant ne furent point ébranlées, il saisit
la première occasion pour mettre son projet à exécution et le
30 septembre 1777, il pratiqua à Paris la première symphyséotomie sur la femme Souchot, mariée à un soldat du guet.

Cette femme avait eu quatre accouchements antérieurs avec
quatre enfants morts, ce fut pour le cinquième accouchement
que Sigault fit la symphyséotomie. Le résumé sommaire de
cette opération se trouve dans la statistique de Corradi, nous la
donnons ici :

Femme Souchot, 39 ans, Vpare, enfants morts. Bassin de 7$^{cm}$ écartement des pubis, 6 à 7$^{cm}$. Extraction d'un enfant vivant : diam. bi-
pariétal, 9$^{cm}$ 1/2. Guérison de la femme le 46$^{e}$ jour. Pas de claudication. Incontinence d'urine.

Sigault était assisté dans son opération par un de ses confrères, Alphonse Leroy, qui termina l'accouchement après avoir pratiqué la version, car Sigault souffrait d'un panaris au doigt qui paralysa ses moyens et l'empêcha de poursuivre jusqu'à la fin cette opération.

Cette première symphyséotomie fit grand bruit, comme bien on pense, et, le lendemain, des commissaires chargés par la Faculté de vérifier le fait, plongèrent leurs doigts dans la plaie et. chose vraiment miraculeuse, la femme Souchot survécut, conservant, comme suite de l'opération une fistule vésico-vaginale, qui la fit souffrir longtemps.

Qu'il nous soit permis ici de faire une diversion avant de poursuivre l'historique de la symphyséotomie et d'émettre une opinion qui nous est suscitée par une théorie que nous trouvons dans les récents articles de Spinelli (*Annali di Ostetricia e Ginecologia*, 1892) et que comme lui nous désirons rectifier en nous servant toutefois d'autres arguments.

Certains auteurs ont voulu faire croire que Sigault a pratiqué son opération, sans y avoir mûrement réfléchi et d'une façon primesautière : nous trouvons la réfutation de cette théorie dans les faits eux-mêmes.

Sigault, avant de pratiquer son opération, s'était fait une conviction par la lecture des auteurs anciens, il avait étudié longuement les œuvres de Pineau, et dans sa première communication à l'Académie de chirurgie, il disait : *J'avoue qu'il serait avantageux à l'humanité que la doctrine de l'écartement des os du pubis par la section de la symphyse fût appuyée par des faits de symphyses détruites qui indiqueraient ce que la nature peut et doit opérer en pareil cas, et on ne voit nulle part aucun de ces exemples...*

Et plus tard, expliquant l'origine de sa découverte, il ajoutait :

*Instruit que l'on avait plusieurs fois observé un écartement très
sensible des os pubis, même dans les accouchements naturels, je
pensai que la section de la symphyse de ces os procurerait un écartement plus considérable, capable de rendre possible et même facile la
sortie de l'enfant.*

Or, ces paroles se trouvent dans le mémoire lu par Louis, le
1er décembre 1768, c'est-à-dire près de neuf ans avant que
Sigault ne pratiquât l'opération sur la femme Souchot et que de
1768 à 1773, époque où parut sa thèse, le jeune étudiant avait
fait de nombreuses recherches et qu'enfin de 1773 à 1777,
pendant une période de temps relativement longue, Sigault
avait assisté à une série de discussions produites par les idées
qu'il émettait dans son mémoire et dans sa thèse; en un mot la
question était déjà à l'ordre du jour : Ripping faisait des expériences cadavériques à l'Hôtel-Dieu, Alphonse Leroy faisait, en
1773, des recherches sur le cadavre et enfin, Baudelocque criti-
quait sévèrement l'opération de la symphyse dans sa thèse,
le 5 novembre 1776 : *An in partu propter augustiam pelvis
impossibili symphysis ossium pubis secanda?*

Comme on le voit, Sigault vivait au milieu d'hommes s'intéressant à la question qu'il avait suscitée, et le premier il osa
dire : *Coupez le pubis sur une femme vivante et vous ferez sortir
les têtes des fœtus qui sont enclavées.*

De ce qui précède, il résulte clairement que Sigault, avant de
pratiquer la symphyséotomie, avait longuement étudié cette
question et nous ne pouvons que constater le peu de valeur des
arguments que certains auteurs ont employés pour essayer de
refuser à Sigault non seulement l'originalité de la section de la

symphyse pubienne, mais même la priorité de l'opération.

On accueillit aussitôt la nouvelle méthode avec un enthousiasme inouï et la Faculté de médecine décréta que : *pour récompenser l'inventeur d'une découverte si utile à l'humanité, on ferait graver une médaille en son honneur comme témoignage de reconnaissance et d'admiration.*

Mais la Roche Tarpéienne est proche du Capitole, car dans les trois autres opérations que fit Sigault, les enfants moururent et, dans la cinquième, la mère et l'enfant périrent.

C'est à ce moment qu'éclatèrent les fameuses polémiques qui divisèrent les accoucheurs de cette époque en deux camps : les symphysiens et les césariens.

La fausse position dans laquelle s'était mise l'Académie de chirurgie par sa première décision en rejetant le projet de Sigault quelques années auparavant affaiblit l'autorité de son opposition qui, du reste, fut toujours empreinte de partialité et, ce qu'il y a de curieux à constater, c'est que, se retranchant derrière le jugement de l'Académie de chirurgie : les chirurgiens étaient presque tous adversaires de la symphyséotomie et partisans de l'opération césarienne, tandis que les médecins étaient de fervents adeptes de la nouvelle opération.

Toute cette polémique où le grotesque est mêlé trop souvent à des arguments qui pourraient paraître sérieux au premier abord, a été rapportée d'une façon intéressante dans la thèse inaugurale de M. Desforges, nous ne nous y attarderons pas, mais pour essayer seulement de l'esquisser, nous relaterons ici les paroles de Capuron : *Qu'on s'imagine deux partis en présence qui se font une guerre de plume, qui se battent ou se disputent sans trop s'entendre, qui aux bonnes ou aux mauvaises raisons dont ils cherchent à faire valoir leur cause respective, ajoutent le plus souvent des injures grossières sans la rendre meilleure, qui, enfin, sont obligés de se séparer et d'abandonner l'arène sans avoir presque rien décidé, et l'on aura une idée abrégée mais exacte de la fameuse querelle qui divisa trop longtemps les césariens et les symphysiens.*

Murat flagelle en ces termes les auteurs de cette polémique : *Je pense que, dans la discussion que ce point de doctrine a fait naître, on a manqué tantôt de sang-froid, tantôt de bonne foi; les uns n'ont pas eu le courage d'avouer leurs erreurs, de faire le sacrifice d'une opinion formée peut-être sans preuves suffisantes; les autres, bien plus coupables, pour faire ressortir l'utilité de la symphyséotomie, en ont exagéré les avantages; ils ont annoncé des résultats qu'ils n'avaient pas obtenus réellement.*

Velpeau traite cette polémique de *dégoûtante*, où les personnalités ne furent point épargnées et qui servit à l'envieuse rivalité de toutes les médiocrités de l'époque pour dénigrer une foule d'hommes recommandables.

En émettant l'opinion de ces auteurs que nous ne pouvons taxer de partialité, il nous semble avoir suffisamment dépeint l'état des esprits du moment.

Après le succès de Sigault sur la femme Souchot, on accueillit non seulement en France, mais en Europe, la nouvelle opération avec une faveur enthousiaste et les faits se multiplièrent; mais nous laissons plus loin aux statistiques le soin de les énumérer dans leur ordre et dans leur détail.

En un mot elle fut exécutée en Europe, depuis la première opération de Sigault jusqu'en 1800, c'est-à-dire pendant une période de 23 ans, 34 fois que l'on peut décomposer ainsi pour chaque pays :

| | |
|---|---|
| A Paris. . . . . . . . . . . . . | 13 fois |
| En France. . . . . . . . . . . . | 6 — |

| En Italie. | 5 — |
|---|---|
| En Belgique | 3 — |
| En Hollande. | 2 — |
| En Allemagne. | 3 — |
| En Angleterre | 1 — |
| En Espagne | 1 — |

Pendant cette période, assez fertile, comme on le voit, en opérations, nous devons signaler parmi les principaux ouvrages traitant de la question, outre les travaux de Sigault et de Leroy, les thèses de Péan et de Roussel de Vauzesmes (1778).

Le précis historique de ce qui a été fait pour et contre l'opération de la symphyse, par Jumelin (1778).

Observations intéressantes en faveur de la symphyséotomie des os pubis, Retz (1778).

La thèse de Levacher de la Feutrie (1779).

« Opération de la symphyse dans les accouchements impossibles », Dagoty (1779).

Les différents Mémoires de Louis qui semble être resté neutre dans les débats et ne s'est cependant pas toujours montré, dans ses rapports à l'Académie, bienveillant pour Sigault (1777-1779).

Le traité de Baudelocque, adversaire implacable de la nouvelle opération (1784).

« Lettre sur l'origine de la section du pubis », Delaplanche (1781).

Les considérations physiologiques et médicales sur l'opération de la symphyse de Touret, où il reproduit avec de longs développements les idées anciennes émises sur l'opération (1784).

Les travaux de Desgranges qui, à propos d'une opération césarienne pratiquée par Dusaussoy chez une femme rachitique dont le bassin mesurait seulement 2 pouces, conclut que le résultat aurait été aussi désastreux que si l'on avait pratiqué la symphyséotomie et il prit la défense de son collègue et publia à ce sujet plusieurs Mémoires (1781, 1786 et 1788).

« Description de l'opération sur la section de la symphyse » (*Journal de Médecine*, 1785), où De Mathiis raconte deux opérations faites par lui.

« Dissertations sur la possibilité et le degré d'utilité de la section de la symphyse » (1787), Verdier-Duclos et Damen.

— Le Mémoire de Giraud (1788) (Mon opinion sur l'opération césarienne et la symphyse), qui relate des expériences sur lesquelles nous reviendrons dans un prochain chapitre.

— « Dissertations sur la possibilité et sur le degré d'utilité de la section de la symphyse », Delpech (1796).

Parmi les adversaires de la symphyséotomie dont les noms sont dignes d'être signalés, nous devons parler des césariens Saccombes, Lauverjat, Piet, Sue et surtout Baudelocque. A l'exception de Baudelocque, il est difficile de s'expliquer le rôle souvent empreint de duplicité joué par les césariens.

Ainsi, Piet qui luttait de toutes ses forces contre la symphyséotomie et soutenait Baudeloque sous le pseudonyme de W. Kintisch, attaque brutalement ce même Baudelocque.

Saccombes, tour à tour partisan et adversaire de la symphyséotomie, ne ménage pas non plus Baudelocque. Lauverjat paraît avoir employé des armes plus honnêtes, il se montre l'adversaire résolu de l'opération et en étudie les inconvénients d'une façon plus scientifique. L'œuvre de Sue n'est qu'une œuvre de polémique où l'on ne trouve guère trace d'expérience et de pratique.

Baudelocque n'eut pas non plus de respect pour ses adversaires, il fut souvent l'objet d'attaques très violentes de la part de ceux qui soutenaient la nouvelle opération ; Sigault et Leroy l'attaquèrent longuement, mais Baudelocque lutta jusqu'au dernier moment et poursuivit sa campagne impitoyable contre la nouvelle opération ; il eut de fidèles compagnons, et son œuvre, basée sur des expériences personnelles, exerça une grande influence sur l'esprit des accoucheurs d'une partie du siècle suivant. Il nous faut cependant ajouter qu'il pratiqua une fois lui-même l'opération, quoiqu'il prît soin de ne pas mentionner le fait.

En résumé, c'est principalement aux représentants des deux partis : à Leroy et à Baudelocque, que nous devons les raisons les plus valables et les conclusions les plus sérieuses pour et contre la symphyséotomie.

Nous arrivons au siècle et nous allons essayer de résumer brièvement toute cette période qui s'étend de 1800 jusqu'au moment actuel, où l'opération de la symphyséotomie vient enfin d'être tirée de l'oubli et de reconquérir son ancienne place. Nous passerons en revue les thèses, les dictionnaires et les auteurs classiques et il sera facile de constater que si, dans les classiques, la symphyséotomie n'est pas tout à fait délaissée jusqu'au moins dans ces derniers temps, les cliniques internationales la refusent de plus en plus et l'abandonnent presque complètement. On remarquera aussi que beaucoup d'auteurs, dont le jugement fait autorité en matière obstétricale, au lieu d'apporter une étude personnelle et une originalité de vues sur ce sujet. n'ont fait que rapporter l'opinion de leurs devanciers et sont retombés dans leurs erreurs et leurs préjugés.

Parmi les classiques, nous devons en premier lieu citer Gardien, il s'attache particulièrement aux indications et il envisage les différents cas où l'opération de la symphyse peut être pratiquée, son *traité complet d'accouchements paru en* 1807 est un des rares travaux de l'époque qui soit vraiment complet et où la question soit envisagée d'une façon sérieuse. Pour lui, la nécessité de cette opération n'est plus un problème, elle ne peut paraître douteuse aujourd'hui qu'aux hommes qui ont intérêt à la combattre sans s'attacher à la valeur des arguments.

Capuron, dont le *cours théorique et pratique d'accouchements parut en* 1811, s'étonne que « cette ressource de l'art ait été si « longtemps cachée et perdue pour l'humanité, après avoir été « en quelque sorte, indiquée par l'analogie ». Il se demande comment il se fait qu'après avoir observé l'écartement naturel et spontané des symphyses, en ouvrant les cadavres de quelques femmes en couches ou vers la fin de la grossesse, on n'ait pas songé à trancher la symphyse du pubis sur la femme vivante pour agrandir artificiellement le bassin.

Sans vouloir prendre part à la querelle qui divisa les césariens et les symphysiens, Capuron prend un parti moyen, persuadé que la vérité est toujours loin des extrêmes et conclut que cette opération peut être utile ou avantageuse dans quelques circonstances « quoiqu'il soit très difficile pour ne pas dire « impossible de les déterminer dans la pratique ». Sans vouloir nier formellement, il révoque en doute qu'une ouverture de trois pouces puisse avoir lieu entre les os pubis de la femme vivante, sans le moindre délabrement des symphyses sacro-iliaques, et faisant un parallèle entre l'opération césarienne et l'opération de la symphyse, il établit nettement que, s'il fallait opter entre ces deux opérations, par exemple l'étroitesse du bassin étant au-dessus de 2 pouces 1/2 (67$^{mm}$), la symphyséotomie serait peut-être plus rationnelle et par conséquent préférable ;

car si elle risque de faire périr l'un des individus, elle peut aussi les sauver tous les deux, au lieu que l'opération césarienne n'en sauve indubitablement qu'un et immole presque toujours l'autre.

Maygrier dans les *Nouveaux Éléments de la science et de l'art des accouchements* paru en 1814, parlant du manuel opératoire, donne le conseil, pour éviter la sortie de la vessie, d'agir lentement, de ne point couper complètement le cartilage, et d'en abandonner le soin aux deux aides chargés d'agir en sens contraire sur les deux branches du pubis ; il engage l'accoucheur, avant de se décider à entreprendre l'opération, à s'assurer scrupuleusement des dimensions du bassin, et de l'impossibilité de pouvoir terminer l'accouchement, soit avec la main seule, soit avec le forceps.

*Le Mémorial de l'art des accouchements* de M$^{me}$ Boivin paru à la même époque prétend que la symphyséotomie qui consiste à séparer les os du pubis et à les écarter l'un de l'autre afin d'agrandir la cavité pelvienne dans ses détroits produit si peu d'effet sur ce point que la plupart des enfants périssent des suites des tractions violentes longtemps prolongées pour les extraire de la poche osseuse qu'ils doivent franchir.

M$^{me}$ Lachapelle dans la *Pratique des accouchements* (Paris, 1821-1825), se range à l'avis de Baudelocque et déclare que, dans les rétrécissements qui donnent au détroit antéro-postérieur moins de 2 pouces 1/2 (67$^{mm}$) d'étendue : déchirement des symphyses sacro-iliaques, écrasement de la tête du fœtus, tels ont été les funestes résultats de tentatives inconsidérées et que dans les cas où l'opération n'a pas eu de suites fâcheuses, l'application simple du forceps ou la version ordinaire auraient eu les mêmes résultats, comme l'ont prouvé des couches ultérieures : elle ajoute, au sujet du manuel opératoire : *N'ayant jamais pratiqué cette opération et n'ayant à ce sujet aucune idée neuve, je me dispenserai de la décrire.*

En 1821, parut le *Dictionnaire* en 60 volumes *des sciences médicales*. L'article de Murat est assurément un des meilleurs écrits de l'époque ; on y trouve d'une façon complète des détails techniques sur les expériences qui avaient été faites jusqu'à ce moment. Après avoir fait l'historique de la question d'une façon très impartiale, il assure que cette opération rendra de grands services du jour où elle aura ses indications nettes et précises. Il décrit les avantages de la symphyséotomie et il en analyse les indications. Dans les paragraphes relatifs à l'écartement et à la rupture des symphyses, Murat rapporte des faits intéressants concernant ces lésions et les soins qu'elles réclament.

On peut résumer son opinion en deux mots : si, par la symphyséotomie, on agrandit le diamètre antéro-postérieur de 6 lignes (13$^{mm}$) et quelquefois davantage, il faut que le bassin, pour livrer passage à une tête d'enfant à terme, ait 2 pouces 1/2 ou 2 pouces 4 lignes (67 ou 63$^{mm}$) d'étendue, dans son diamètre antéro-postérieur. Il ne faut pas tenter l'opération au-dessous et, si la difformité est plus considérable, recourir à l'opération césarienne.

Dans le *Dictionnaire abrégé des sciences médicales* en 15 volumes paru en 1826, on trouve un résumé bien fait sur les procédés opératoires ; il donne certains conseils sur les précautions à prendre après l'opération et préfère la ceinture en toile pour maintenir la symphyse au bandage en fer de Camper ; et aussi différentes indications à l'opération, mais il nous faut constater que ce n'est qu'un résumé du travail de Gardien.

Désormeaux, dans le *Dictionnaire de médecine* en 21 volumes (1826 et 1828), n'admet la symphyséotomie que dans certains cas très limités, il va même jusqu'à prétendre que l'opération est aussi dangereuse que l'opération césarienne.

Velpeau, dans le *Traité complet de l'art des accouchements* (Paris, 1829-1834), après avoir fait un court, mais intéressant historique de la question, est loin de penser qu'on doive rejeter cette opération dans tous les cas ; la symphyséotomie lui paraît applicable toutes les fois que le forceps est insuffisant et que, cependant, le plus petit diamètre du bassin offre plus de 2 pouces 1/2 (67$^{mm}$) d'étendue. Velpeau, loin de se détacher de la question, consacre plusieurs pages au mécanisme et au manuel opératoire de la section de la symphyse.

Il était d'avis, dans le cas d'ossification de la symphyse, de pratiquer l'opération césarienne, car la pubiotomie ne donne pas de résultats plus avantageux que la symphyséotomie et c'est en arrière, dans les articulations sacro-iliaques, et non pas en avant que se trouve la difficulté.

Mais il est très étonnant que Velpeau qui, dans le cas d'enclavement de la tête, conseillait cette opération comme le seul moyen de salut et paraissait surpris que Ritgen fût le seul parmi les auteurs allemands à continuer à la conseiller, déclare, « en « analysant les résultats obtenus, que le forceps, l'accouchement « provoqué, le seigle ergoté et le céphalotribe de M. Baudeloc- « que, si l'enfant est mort, rendront cette opération de plus en « plus rare. »

Hatin (1832), *dans son cours complet d'accouchements et de maladies des femmes et des enfants*, s'exprime ainsi :

« Il est aujourd'hui bien démontré que la section pubienne « peut dans certains cas suffire à la délivrance des femmes, mais « que, dans d'autres cas, elle ne saurait dispenser d'avoir re- « cours à l'opération césarienne. »

Après avoir examiné les cas où il convient de pratiquer la symphyséotomie et le temps où il convient d'opérer : col de la matrice entièrement dilaté, douleurs assez fortes pour expulser l'enfant, Hatin relate les différentes expériences qu'il a faites et donne la description du manuel opératoire. Il conclut que la symphyséotomie est une opération grave et qu'il ne faut pratiquer que dans le cas d'absolue nécessité ; du parallèle qu'il établit entre la symphyséotomie et l'opération césarienne, on peut tirer les conclusions suivantes :

1° L'opération césarienne est très grave pour la mère et tout à fait inoffensive pour le fœtus ;

2° La symphyséotomie, moins grave peut-être pour la mère, n'est pas toujours sans danger pour le fœtus ;

3° L'opération césarienne offre beaucoup plus de ressources que la symphyséotomie.

Moreau, dans le *Traité pratique des accouchements* (Paris, 1838), déclare que : « Actuellement, les passions étant éteintes « depuis longtemps, on peut mieux juger la symphyséotomie et « lui assigner avec équité le rang qu'elle doit prendre parmi les « opérations obstétricales. » et après avoir déterminé les cir-constances dans lesquelles cette opération peut être utile, il ne la repousse pas comme une opération impraticable sur la femme.

Duges, à l'article « symphyséotomie », paru dans le *Diction-naire de Médecine et de Chirurgie pratiques* (1836), réserve la symphyséotomie pour les cas où l'enfant vivant, le détroit abdo-minal n'a dans son petit diamètre que 3 pouces (84$^{mm}$) au plus et 2 pouces 1/2 (67$^{mm}$) au moins, et il s'appuie sur l'opinion de Delpech et de Paul Dubois.

En 1844, dans le *Dictionnaire de Médecine* en 30 volumes, à

l'article « symphyséotomie », Désormeaux, en collaboration avec
Paul Dubois, ne parle de l'opération de Sigault que pour la
rejeter et dans le parallèle qu'il établit avec l'embryotomie et
l'accouchement prématuré, il n'hésite pas à vanter les bienfaits
de ces deux dernières opérations pour délaisser complètement la
première.

Chailly-Honoré, dans le *Traité pratique de l'art des accouchements* en 1845, nous fait assister aux progrès de l'accouchement
prématuré artificiel pendant la grossesse et de la céphalotripsie
qui, dit-il, ont fait tomber la symphyséotomie en désuétude;
il n'admet l'opération qu'au-dessus de 67$^{mm}$ et il résume l'article
qui a trait à la symphyséotomie après avoir passé en revue les
différents manuels opératoires, en affirmant qu'il n'hésiterait pas
à sacrifier l'enfant dans les cas où on n'aurait pu provoquer
l'accouchement avant terme.

En 1846, Jacquemier fit paraître un manuel des accouchements où il étudia avec soin la question de la symphyséotomie
en l'envisageant sous toutes ses faces et, selon lui, la symphyséotomie ne serait pas dangereuse si on la faisait seulement dans
les bassins dont le diamètre antéro-postérieur était au moins de
75$^{mm}$ et au-dessus. Il a longuement discuté les observations de
symphyséotomie et cet examen l'a conduit à émettre une opinion qui n'est point défavorable à cette opération, car, en suivant les indications énoncées plus haut, elle peut sans désavantage soutenir la comparaison avec les autres moyens de terminer
l'accouchement en tout état de cause.

Chez une femme arrivée au terme de sa grossesse, la symphyséotomie, selon lui, pourrait donc être mise en parallèle avec
l'opération césarienne ou l'embryotomie, mais pendant le cours
même de la grossesse, on devra toujours accorder la préférence

à l'accouchement prématuré qui est précisément applicable aux mêmes cas et qui est plus avantageux sous tous les rapports.

Jacquemier ne peut se défendre d'un sentiment d'effroi à la pensée de plonger l'instrument tranchant dans le crâne d'un enfant dont on entend les battements du cœur : « Et cet acte, « selon lui, inspire une telle répugnance à la plupart des prati- « ciens qu'ils attendent d'heure en heure et compromettent la « vie de la mère dans la pensée que bientôt il sera mort : s'ils ne « partageaient pas contre la symphyséotomie la répugnance « commune, née de l'appréciation inexacte des faits, ils l'au- « raient pratiquée. »

En 1846, parut également le traité d'accouchements de Cazeaux dont la 9e édition fut revue en 1874 par M. Tarnier ; nous y trou- vons une hostilité marquée pour l'opération, car, après avoir déclaré que la symphyséotomie est aujourd'hui rarement pra- tiquée et qu'elle le sera plus rarement encore dans l'avenir lors- que les accoucheurs auront apprécié tous les avantages de l'accouchement prématuré artificiel, Cazeaux arrive à cette conclusion : que la symphyséotomie n'est plus praticable dans l'état actuel de la science.

Lenoir, Sée et Tarnier, dans l'*Atlas complémentaire de tous les traités d'accouchements* (Paris, 1865), après avoir fait un historique résumé de la question, assurent que l'on devait bien- tôt revenir de l'enthousiasme qui avait accueilli l'opération de Sigault et qu'à une faveur irréfléchie succéda une réprobation telle que personne actuellement ne pratique plus la symphy- séotomie. Dans ce traité qui analyse brièvement les travaux de Jacquemier ils concluent que : « Il ne serait peut-être pas dérai- « sonnable de songer à associer l'accouchement prématuré « artificiel à la symphyséotomie dans les rétrécissements de

« 6 à 7ᶜᵐ d'étendue. » Ils consacrent quelques pages au manuel opératoire et particulièrement au nouveau procédé de Stoltz.

Joulin, en 1867, commence son article sur la symphyséotomie en déclarant qu'elle ne présente plus qu'un intérêt purement historique. Selon lui, les résultats fournis par l'opération sont assez peu satisfaisants pour qu'on ne cherche pas à tirer la symphyséotomie de l'oubli où elle est tombée.

Charpentier, dans le *Traité pratique des accouchements* (Paris, 1883), ne consacre que quelques lignes à l'opération et quels que soient les résultats obtenus par Morisani, doute fort qu'il se trouve beaucoup d'accoucheurs disposés à revenir à la symphyséotomie.

Le Dictionnaire de Jaccoud à l'article « pubis » (Ed. Schwartz) n'en dit que peu de mots et ne fait que constater sa radiation du cadre des opérations obstétricales.

En 1889, dans l'article « pubiotomie » du *Dictionnaire encyclopédique des sciences médicales*, M. Bouchacourt étudie la question sous un jour nouveau.

Cet article est certainement l'ouvrage le mieux fait qui ait paru dans le siècle; c'est un résumé de tout ce qui a été fait pour et contre l'opération, et la lecture seule d'un travail aussi intéressant peut donner l'idée des recherches nombreuses auxquelles ce maître de l'obstétrique lyonnaise a dû se livrer pour essayer, après avoir pratiqué lui-même des expériences, par suite, après s'être formé une idée exacte de ce que pouvait donner la symphyséotomie, de faire renaître par un éloquent exposé la vieille opération de Sigault depuis si longtemps délaissée. « Je me suis efforcé, dit-il, « d'appeler de nouveau avec impartialité l'attention des chirur- « giens et des accoucheurs en mettant sous leurs yeux les pièces

« d'un procès longtemps débattu et qui semble aujourd'hui jugé
« sans appel; les succès nombreux obtenus par l'école obsté-
« tricale napolitaine, s'ils ne suffisent pas dès à présent à
« ramener les esprits vers une appréciation plus favorable,
« pourront peut-être, après une nouvelle et sérieuse étude de la
« question, établir un autre courant d'opinions et donner lieu à
« une plus favorable appréciation, c'est ce que le temps per-
« mettra seul de décider. »

Empressons-nous d'ajouter que le vœu formulé par M. le
Professeur Bouchacourt est en train de se réaliser et que la
symphyséotomie lui est redevable dans une très large part
d'avoir été tirée de l'oubli où l'avaient plongée en France les
partisans des méthodes anglaises, c'est-à-dire les fervents
adeptes de l'embryotomie et de l'accouchement prématuré.

Pénard et Abelin pensaient que la symphyséotomie était une
opération dangereuse que l'on pratique seulement dans les
amphithéâtres d'anatomie et que l'on devrait définitivement
effacer du nombre des opérations obstétricales.

Auvard, dans le *Traité pratique d'accouchements* (1890), analysant
très brièvement les résultats obtenus par Morisani à Naples,
conclut que les résultats de l'école napolitaine devraient encou-
rager les accoucheurs à tenter de nouveau cette opération.


Les faits isolés de symphyséotomie en France pendant le
cours du siècle ne se trouvant pas dans les statistiques, nous ne
ferons que les citer et donner un aperçu rapide des thèses qui
ont paru pendant le laps de temps qui s'est écoulé de 1800 à 1892
exclusivement.

Une des premières thèses est celle de Lescure (1803) qui est un exposé fidèle des théories d'Alphonse Leroy. Il décrit le procédé opératoire employé par son maître, nous l'avons du reste mentionné au chapitre qui a trait aux procédés opératoires.

Ansiaux (1803) (*Dissertation sur l'opération césarienne et la section de la symphyse des pubis*) donne un compte rendu très complet des expériences personnelles auxquelles il s'est livré pour étudier l'écartement des pubis après la section.

Rochot (1807) et Demangeon (1811) ont présenté deux thèses peu intéressantes, aucune idée nouvelle n'y étant émise.

Auguste Baudelocque, en 1823, dans sa thèse inaugurale, se montre très peu favorable à la symphyséotomie (*Nouveau Procédé pour pratiquer l'opération césarienne*).

En 1831, Pitois, dans une thèse présentée à Strasbourg, proposait la bi-pubiotomie, mais le P^r Stoltz faisait savoir au jeune médecin que depuis plus de six ans, il indiquait dans ses cours et démontrait sur le cadavre le procédé qu'il croyait avoir découvert.

Bouillet, en 1832, analyse les différents procédés opératoires et conseille un procédé dont nous parlerons dans un chapitre suivant.

Lecarpentier, en 1833 (*Des procédés imaginés pour pratiquer la symphyse des pubis*), s'attache surtout à analyser une opération pratiquée par Auguste Baudelocque.

La thèse de Faure-Biguet (1834) fait mention d'un nouveau procédé opératoire (méthode sous-cutanée due à son maître Imbert, chirurgien en chef de la Maternité de Lyon).

Huard n'ajoute rien de nouveau à la question dans sa thèse parue en 1844.

En 1844, Lacour présenta une thèse (*Recherches historiques et critiques sur la provocation de l'accouchement avant terme*), où il y décrit d'après son maître, le Professeur Stoltz, l'opération de la pubiotomie par la méthode sous-cutanée qu'il appliquait d'une manière fort ingénieuse.

Les faits de symphyséotomie pratiqués en France et qui ne se trouvent pas dans les statistiques sont les suivants :

25 novembre 1821, opération pratiquée par Béclard :

*Primipare, 21 ans, rachitique, diamètre A P : 7ᶜᵐ ; écartement des pubis après section 6ᵉᵐ ; enfant mort, mère vivante, incontinence d'urine, fistule vésico-vaginale.*

21 avril 1831, opération pratiquée par Auguste Baudelocque :

*Secondipare, 26 ans, diamètre A P : 7ᶜᵐ5, section de la symphise donne écartement spontané de 4ᶜᵐ, enfant vivant, femme meurt 16 jours après, autopsie révèle présence calcul dans les reins,*

En 1820, Cliet, chirurgien en chef de la Charité de Lyon, pratiqua la symphyséotomie chez une femme rachitique (D S P : 67ᵐᵐ5); la mère mourut de péritonite suppurée et l'enfant ne vécut pas.

En 1834, Imbert pratiqua à Lyon une symphyséotomie par la méthode sous-cutanée.

En 1847, Maslieurat–Lagemard pratiqua la symphyséotomie chez une femme de la Creuse ; l'enfant mourut et la mère se leva le quinzième jour, une grossesse ultérieure étant survenue se termina par la naissance d'un enfant vivant.

En 1854, le docteur Auguste Petit pratiquait à Givors une symphyséotomie : la mère fut sauvée et l'enfant extrait vivant succomba bientôt après.

En 1866, fut pratiquée en France la dernière symphyséotomie par les Dʳˢ Foucault et Daireaux (*Bulletin de l'Académie de médecine de Paris*, 1866, tome XXV, page 1093); le fœtus mourut pendant l'extraction, la mère fut sauvée.

# HISTOIRE DE LA SYMPHYSÉOTOMIE

## EN ITALIE

L'histoire de la symphyséotomie en Italie est des plus intéressantes. Elle est peu connue en France, aussi croyons-nous faire œuvre utile en en donnant un aperçu aussi complet que possible.

Lorsqu'on parcourt les œuvres des différents auteurs italiens, on est frappé de ce fait : c'est que l'école napolitaine qui depuis longtemps avait donné abri à la symphyséotomie l'a constamment pratiquée sans se préoccuper si, dans les autres villes de l'Europe, elle avait été oubliée ou rejetée. « Ce qu'il y a de re« marquable, dit M. Bouchacourt, c'est la constance, la géné« ralité dans les adhésions des accoucheurs italiens; il y a peu « de voix discordantes, c'est à qui adoptera, appliquera ou per« fectionnera la méthode et ce consensus est remarquable. »

En 1882, Mangiagalli, frappé des résultats que donnait la symphyséotomie à l'école de Naples, lançait cette prophétie : « L'É« cole de Naples aura le grand avantage d'avoir gardé le feu « sacré d'une idée utile à l'humanité : ce sera cette école qui

3

« fera sortir la symphyséotomie de l'oubli et la remettra en
« honneur. »

Actuellement la prophétie de Mangiagalli tend à s'accomplir,
non seulement pour les écoles italiennes, mais encore pour les
cliniques de l'Europe entière. C'est donc à l'école italienne et
surtout à deux accoucheurs qui s'en sont fait, depuis près de
trente ans, les défenseurs ardents, Novi à la Maternité de l'hospice des Incurables et Morisani à la clinique officielle de la Faculté, que nous devons la résurrection de cette opération née en
France et qu'il nous est permis d'assister à sa renaissance après
avoir été abandonnée depuis si longtemps par les maîtres de
l'obstétrique française.

C'est, en effet, grâce à eux, c'est en se pénétrant des résultats
acquis, à la lecture des statistiques que mus par un sentiment
d'imitation vraiment scientifique, les maîtres contemporains
n'ont pas voulu laisser l'école napolitaine seule bénéficier de ces
résultats et ont fait surgir de nouveau l'opération de Sigault au
moment où la méthode antiseptique lui offre un milieu favorable
pour fournir ses preuves cliniques.

Pour faire cet historique, nous avons puisé une partie des documents dans Corradi et nous estimons qu'il était difficile de
trouver meilleure source puisque Spinelli lui-même, dans ses derniers écrits, en a tiré l'histoire de la symphyséotomie en Italie.

En 1779, Nessi, dans *Arte Obstetrical*, accueillit l'opération de Sigault *comme un don du ciel* et ces mots expriment
assez l'enthousiasme avec lequel fut accueillie la nouvelle opération. Mais au lieu de se laisser influencer par les exagérations
des promoteurs de l'opération sur la symphyse, des auteurs plus
autorisés cherchèrent avant tout à en établir les limites qui puis-
sent lui permettre de présenter quelques avantages.

C'est justement à ce point de vue qu'en 1781, Girolamo Persone faisait paraître à Venise un traité sur la symphyséotomie et l'opération césarienne et deux ans après, Jean-Baptiste Prattolongo publiait à Gênes une leçon sur la symphyséotomie où sont rapportées les plus importantes notices sur cette opération recueillies dans les brochures que Sigault et les autres auteurs de cette époque avaient écrites.

Selon Nannoni : « La symphyséotomie ne peut être faite « sans que les articulations sacro-iliaques n'en aient à souffrir « lorsque le diamètre antéro-postérieur est seulement de 3 pou- « ces et surtout lorsqu'il s'agit d'un fœtus dont la tête présen- « terait dans le diamètre bi-pariétal plus de 5 pouces 1/2. Quand « il s'agit d'un bassin rétréci dans le sens transversal, il con- « vient de faire la pubiotomie. Dans toute autre viciation plus « considérable du bassin, il est préférable de pratiquer l'opéra- « tion césarienne. »

Nannoni préférait la section du pubis à la ponction ou paracentèse de l'utérus proposée par Hunter, lorsque l'utérus était en antéversion ou en rétroflexion et que d'autres procédés avaient échoué pour le replacer dans sa situation normale.

Malacarne proposait aussi la symphyséotomie au lieu de l'embryotomie dans le cas de monstre à deux têtes.

Asdrubali, quoique élève de Leroy, ne fut pas partisan de l'abus de la symphyséotomie, il pensait que dans les bassins rétrécis de 2 pouces à 2 pouces 1/2 (54 à 67$^{mm}$), cette opération pouvait être dangereuse et même mortelle, mais ne présentait pas de dangers quand on avait affaire à un bassin rétréci seulement d'un pouce (27$^{mm}$) parce qu'alors là, les symphyses ne supportent pas un grand écartement

Dans tous ses écrits, Asdrubali a constamment fait preuve d'un jugement critique pondéré et juste qui fut apprécié par l'unanimité des accoucheurs du xixᵉ siècle.

Vallée et Rossi de Turin furent ennemis acharnés de la symphyséotomie.

Le premier disait que cette opération avait été préconisée non pas tant pour soulager l'humanité souffrante que pour satisfaire une ambition personnelle et que dans les cas où l'on parvenait à extraire la tête grâce à la légère augmentation du détroit supérieur que procurait la section de la symphyse, on aurait tout aussi bien pu l'obtenir par la version, et si la version ne donnait pas de résultats, par l'ouverture de la tête du fœtus.

Rossi disait que cette opération était inutile parce qu'elle présentait toujours un danger pour la mère ou pour l'enfant, ou pour tous les deux ensemble, dans le moment même ou plus tard.

Penchienati et Brugnone, commentateurs des ouvrages de Bertrandi, avaient relevé une statistique de 34 cas de symphyséotomie faites depuis 1777 jusqu'à 1785, sur lesquelles 23 mères seulement et 11 enfants avaient été sauvés tandis que Bertrandi avait prétendu toujours sauver l'enfant et même la mère avec beaucoup plus de succès et moins de douleurs qu'avec l'opération césarienne, cependant ils admettaient la symphyséotomie avec les restrictions émises par Baudelocque.

Ce fut à Gênes, la veille de Noël 1781, que fut faite la première symphyséotomie ; elle fut faite par le chirurgien Antoine Lavagnino ; avec très peu de succès, il est vrai, car après l'écartement des os, l'utérus ne se contractant pas, le fœtus qu'on croyait mort fut extrait avec le crochet et survécut quelques heures, la mère mourut dix-sept jours après l'opération, de gangrène des parties génitales.

Le pauvre chirurgien fut accusé dans toute la ville d'avoir causé la mort de cette malheureuse dont on dut transporter le corps à l'église pendant la nuit pour éviter une manifestation scandaleuse.

Peu de temps après, pendant le mois de mars 1783, le D$^r$ Giovanetti de Borgo d'Orta trouva l'occasion de pratiquer la symphyséotomie chez une femme à bassin rétréci qui était en travail depuis quatre jours et dont le fœtus mort présentait une procidence de la jambe, la femme survécut à l'opération.

Pareil résultat fut obtenu par Dominico Ferrara à l'hôpital des Incurables de Naples en 1787, la symphyse des pubis resta écartée de 6 lignes (13$^{mm}$) parce que la femme ne put supporter d'appareil contensif après l'opération à cause du météorisme abdominal, mais la réunion dut néanmoins se faire et même solidement puisque vingt ans après, la femme, quoique rachitique, exerçait encore la profession de courrier.

Nous n'avons pas à revenir sur l'erreur de date qui a été commise par Cattolica à la traduction italienne de Baudelocque, erreur qui attribuait à Ferrara l'honneur d'avoir le premier pratiqué la symphyséotomie. Novi a répété cette erreur (erreur d'imprimerie sans doute) dans son mémoire plus récent sur la symphyséotomie à Naples en 1872, mais Corradi et Morisani, après avoir cherché, dans les documents, la date exacte de l'opération de Ferrara, ont prouvé que cette opération avait été pratiquée par lui, non pas en 1774, mais bien en 1787 et pour la seconde fois en Italie; personne ne songe donc actuellement à contester à Sigault la priorité de l'opération sur la femme vivante et l'honneur en revient à un Français, à Sigault.

Assalini, qui avait assisté à quatre symphyséotomies et pratiqué lui-même deux avec succès, affirmait que, s'il avait fait cette opération toutes les fois qu'il l'avait jugée nécessaire, il n'aurait pas assisté à la mort de tant d'enfants et aux souffrances de tant de parturientes. Il aurait voulu qu'*une loi obligeât tous les accoucheurs à pratiquer la symphyséotomie toutes les fois que, le fœtus à terme. le bassin dans son diamètre le plus petit avait moins de 3 pouces (81ᵐᵐ), parce qu'au-dessous de cete limite, disait-il, croire que l'on peut avec un forceps prendre la tête d'un fœtus et l'extraire sans le tuer, ce n'est pas connaître les limites de l'art.*

. Ce qu'il y a de plus curieux dans l'enthousiasme d'Assalini. c'est qu'il avait été l'élève de Baudelocque et que c'est sans doute en entendant les jugements de ce maître empreints d'une grande partialité qu'était nés chez lui une opinion contraire et le goût à pratiquer la nouvelle opération et à la rendre obligatoire au besoin par une loi. Il conseillait, après la section du cartilage, la terminaison naturelle de l'accouchement et prétendait qu'agir avec violence déterminait toujours des accidents du côté des symphyses sacro-iliaques.

Dans la maternité de Milan, Assalini, avec l'approbation de Monteggia et de Paletta, faisait, en 1811, une première symphyséotomie avec un résultat heureux et quelque temps après une autre avec le même succès.

Après. dans le même hôpital de Sainte-Catherine, à Milan, de 1815 à 1818, cette opération fut pratiquée 3 fois par le docteur Gianni, sur les conseils de Paletta, et il sauva 2 femmes et 1 des fœtus, l'un de ceux-ci était mort avant l'opération et l'autre, qui naquit vivant, mourut peu de temps après.

Depuis, Corradi ne trouve plus que la symphyséotomie ait été pratiquée en Lombardie.

A Naples, au contraire, elle s'implante, tandis que, dans les autres écoles d'Europe et même en Italie où elle compta des adversaires, par iculièrement à l'école de Turin, elle disparaît peu à peu de la pratique.

On l'étudie encore, il est vrai, d'une façon expérimentale et théorique dans les monographies et les traités, mais on ne la pratique plus; à Naples, elle entre dans le domaine commun, et partout comme le fait remarquer Spinelli, à l'école, à l'hôpital, dans les traités, elle est généralement proclamée et reconnue nécessaire aux parturientes dans les cas de distocie spéciale.

Parmi les plus illustres représentants de cette école de Naples, nous devons signaler Galbiati, Jacolucci, et Morisani tous de Naples.

Galbiati, chirurgien des plus habiles, fut très partisan de la symphyséotomie, il publia de nombreux ouvrages, pratiqua cette opération souvent et fit un grand nombre d'expériences. Il pensait que la section du pubis était utile non seulement dans les rétrécissements du diamètre transverse, mais encore dans les rétrécissements du diamètre antéro-postérieur jusqu'à 2 pouces et 2 lignes (60$^{mm}$), limite beaucoup plus grande que celle établie par les accoucheurs jusqu'alors pour permettre la symphyséotomie, et il prétendait que cette opération donnait de bons résultats, même quand l'espace sacro-pubien mesurait 1 pouce 3/4, 1 pouce et 10 lignes (45 à 50$^{mm}$). Galbiati avait imaginé une sorte de faucille appelée *falcetta de Galbiati*, qui, portée directement de bas en haut sous le ligament inter-pubien et dans la direction de l'articulation symphysienne sectionnait brusquement et d'un seul coup le ligament sous-pubien et le cartilage intra-articulaire.

Galbiati laissait aux contractions naturelles de l'utérus, après la section de la symphyse, l'expulsion du fœtus afin de permettre, disait-il, à la tête de s'adapter lentement à la filière pelvienne et en même temps, afin que les symphyses sacro-iliaques cédant par degrés, ne courussent pas le danger de se déchirer par une distension trop brusque. Il ignorait qu'Assalini avait déjà fait cette recommandation et Galbiati affirmait avoir eu le premier cette idée et l'avoir communiquée à Bruno Amantea qui, la trouvant juste, la mit en pratique chez une femme dont le bassin rétréci ne permettait pas l'accouchement spontané et chez laquelle l'expulsion se fit naturellement après la section de la symphyse.

Pasqualone, dans le cours d'obstétrique pratique, ne publia l'observation de Bruno Amantea qu'en 1818, quoique ce dernier ait opéré selon ces principes en 1804, et Pasqualone semble, lui aussi, avoir ignoré ce qu'Assilini avait écrit sur le sujet et il attribue l'idée et le mérite de cette nouvelle méthode ou méthode napolitaine, comme il l'appelle, à Galbiati et à Amantea.

Nous devons ajouter que ce procédé avait été indiqué non-seulement par Assilini, mais même bien avant lui, par Baudelocque.

En effet, Baudelocque, dans le but de sauver un plus grand nombre d'enfants, conseillait après la section du pubis de confier l'expulsion du fœtus aux soins de la nature et d'employer le forceps au lieu de pratiquer la version.

Ces méthodes différaient de celle employée par Sigault en ce que ce dernier faisait toujours la version du fœtus, même s'il se présentait bien et si la femme avait des contractions suffisantes.

Galbiati, préoccupé à juste titre des résultats presque constamment malheureux pour la mère donnés par l'opération césarienne (ils étaient toujours déplorables à Naples jusqu'à cette époque), désirait que cette opération fût, dans les limites possibles, remplacée par le symphyséotomie et c'est pour cela qu'il en étendit considérablement les limites en s'appuyant sur les expériences faites sur le cadavre et sur les nombreuses observations que la clinique fournissait à ce moment. Ainsi, à ce point de vue, Galbiati représentait à nouveau la première proposition de Sigault et de ses élèves et il avait la bonne fortune de posséder de nombreux cas cliniques qui pouvaient l'aider à se former une opinion. Poursuivant donc les idées qu'il avait émises, il pratiqua la symphyséotomie dans des rétrécissements très marqués, il opéra 15 femmes dont les bassins viciés variaient dans leur diamètre CV entre 67 et 51 $^{mm}$, mais les résultats qu'il en obtint furent loin d'être encourageants.

Sur les 15 opérées, 7 moururent, dont une avant l'extraction du fœtus (bassin de 51$^{mm}$), l'infection puerpérale causa la mort de presque toutes les femmes, et l'autopsie pratiquée chez plusieurs d'entre elles révéla des lésions du côté des symphyses sacro-iliaques. Des enfants, 4 vécurent, 2 moururent peu de temps après, 9 étaient morts avant de naître ou moururent pendant l'extraction et presque tous étaient à terme ou avaient un poids supérieur à la normale.

En présence de résultats aussi désastreux, Galbiati constatant que la section du pubis ne donnait qu'une augmentation de 1/2 pouce (13$^{mm}$) dans le diamètre antéro-postérieur, dominé toujours par l'idée de supplanter l'opération césarienne, reprit l'ancienne proposition d'Aitken et pratiqua la pubiotomie.

Cette opération, blâmée par Volpi qui prétendait qu'elle était plus cruelle que l'opération césarienne, avait été acceptée par Asdrubali. Pour cet auteur, elle consistait dans la section des branches horizontales des pubis et des ischions. Galbiati conseillait, lui, de couper aussi la symphise pubienne de façon à ouvrir une porte univalve ou bivalve dans la moitié antérieure du bassin et permettre ainsi au fœtus de sortir à travers cette porte pratiquée sur le pourtour du canal osseux au lieu de le traverser dans toute sa longueur. La section était simple ou double selon le degré du rétrécissement; par ce moyen, on avait, d'une part, une augmentation de 3 pouces (84$^{mm}$) par la section des branches pubiennes, de l'autre une augmentation de 2 pouces ou 2 pouces 1/2 (54 ou 67$^{mm}$), par la simple section de la symphyse, ce qui devait donner une ouverture totale de 5 pouces 1/2 (149 $^{mm}$) permettant tout accouchement. quel que soit le degré de viciation du bassin.

Galbiati espérait faire disparaître l'opération césarienne par la pelviotomie simple ou double. Il expérimenta 2 fois cette opération sur le cadavre, et en mars 1832, il la pratiqua sur la femme vivante ; celle-ci mourut quelques jours après et le fœtus qui ne donnait plus signe de vie fut extrait après la perforation du crâne. Une seconde opération eut lieu en 1841, avec un résultat tout aussi désastreux.

La pubiotomie ne trouva pas beaucoup de partisans en Italie, tant le manuel opératoire présentait de difficultés.

Cianflone, en 1854, la pratiqua avec le même insuccès puisque la mère et l'enfant succombèrent. Depuis elle ne fut plus pratiquée, mais on continua néanmoins à discuter jusqu'en ces derniers temps sur l'opportunité clinique de cette opération.

Raffaële, au congrès de Gênes, l'a vivement combattue et Capezzi admettait dans quelques cas exceptionnels l'opération d'Aitken.

Au congrès de Venise, la pelviotomie fut rejetée et Lovati était partisan de l'opération césarienne plutôt que de la pubiotomie et il préférait la symphyséotomie à la pelviotomie.

Selon Corradi, la pubiotomie est une opération dangereuse à la fois pour la mère et l'enfant, mais malgré ses inconvénients et les résultats opératoires désastreux, certains esprits objectaient qu'avec des instruments plus perfectionnés, cette opération donnerait dans la suite des résultats plus satisfaisants. Sogliano cherchait à perfectionner la méthode de la pelviotomie, Rossi, à Parma proposait les tenailles de Signorini; d'Outrepont, l'ostéotome d'Heine ; Giovannini : une scie avec un trépan de son invention. Panzetta avait inventé un instrument particulier et Galligani voulait que la symphyse ne fût pas touchée, mais il fallait selon lui soulever tout le pubis avec la méthode souscutanée et suivant un procédé particulier que lui-même décrit. Balocchi pensa que la pubiotomie ne pouvait être rejetée parce qu'on n'avait pas, disait-il, des éléments suffisants pour la juger et il semble plus favorable à la pubiotomie qu'à la symphyséotomie.

Mayer pensait que jamais on ne pourrait obtenir une augmentation de 5 pouces à 5 pouces 1/2 (135 à 149$^{mm}$), comme Galbiati semblait le croire.

La résection sous-périostée ayant donné de bons résultats à Larghi dans le traitement des affections osseuses, de Cristoforis proposa la même méthode pour enlever toute la paroi antérieure du bassin ou une partie seulement suivant son rétrécissement; il faut ajouter que, abstraction faite de la difficulté de séparer le périoste des os qui ne sont pas atteints, ce procédé, de même que la pelviotomie, ne donne pas au diamètre du bassin une grande augmentation.

Spinelli rapporte que la section de l'os au lieu de la section de la symphyse fut exécutée bien longtemps avant que l'idée même en fût conçue et que cette opération a été faite par hasard et sans aucune intention de l'opérateur, dans un cas où, la symphyse du pubis étant déviée, la section fut faite sur un autre point et non sur le point d'élection.

Desgranges a également rapporté cette observation où ce ne fut qu'à l'autopsie que l'on put constater la réunion des deux pubis à gauche et non sur la ligne médiane.

Velpeau attribuait le mérite de cette opération à Desgranges, mais il revint plus tard sur son opinion et en donnait tout l'honneur à Galbiati qui la pratiqua comme nous l'avons vu plus haut.

Après Galbiati, un des maîtres de l'école de Naples qui se soit occupé de cette question fut le professeur Enrico Jacolucci; il pratiqua 3 symphyséotomies dans des bassins viciés de 73 et 67 $^{mm}$, il perdit une femme seulement d'infection puerpérale et à l'autopsie on ne trouva rien dans les symphyses sacro-iliaques sauf un peu de mobilité: 2 des fœtus vécurent, le troisième né avant terme fut expulsé vivant et mourut peu de temps après l'accouchement. Jacolucci estimait que la symphyséotomie dans les cas convenables, c'est-à-dire quand le diamètre sacro-pubien est supérieur à 2 pouces 1/2 (67$^{mm}$) fait souvent accoucher les femmes spontanément et les suites se bornent à maintenir la parturiente au lit pendant un mois comme l'ont prouvé les nombreuses observations de l'hôpital des Incurables à Naples.

Jacolucci a établi les rapports qui existent entre l'accouchement prématuré provoqué pour un cas de rétrécissement du bassin et la symphyséotomie, et il préfère la dernière parce qu'elle attend l'époque fixée par la nature et donne des fœtus dont la vitalité est plus garantie que celle de fœtus de 7 à 8 mois, et qu'ensuite il peut se présenter des cas où, à 7 mois, l'accouchement prématuré ne suffirait pas, la symphyséotomie au contraire sauverait le fœtus et la mère.

Pour éviter dans certains cas l'opération césarienne il proposa une double alliance :

L'une entre la symphyséotomie et l'accouchement prématuré artificiel ;

L'autre, entre la symphyséotomie et l'embryotomie.

Après avoir déclaré qu'il n'est pas partisan de l'avortement ni de l'embryotomie sur le fœtus vivant et qu'avec l'opération césarienne on sauve le fœtus et on sacrifie presque toujours la mère, il est disposé dans les viciations considérables c'est-à-dire dans les bassins où le C V est de 2 pouces (54$^{mm}$), à combiner l'accouchement prématuré avec la symphyséotomie quand le fœtus est vivant.

Avec la symphyséotomie, prétend-il, le diamètre sacro-pubien augmenterait jusqu'à 2 pouces et 8 lignes (72$^{mm}$) et par ce moyen, on faciliterait le passage d'une tête de fœtus de 7 mois dont le bi-pariétal serait de 2 pouces 1/2, c'est-à-dire 67 $^{mm}$. Assurément on objectera que la femme est exposée aux dangers des deux opérations : accouchement prématuré et symphyséotomie ; mais même réunis, peuvent-ils être comparables à ceux que présente l'opération césarienne ?

Jacolucci conseilla l'union de la symphyséotomie et de l'embryotomie quand, le fœtus mort, le rétrécissement du bassin est assez considérable pour nécessiter l'opération césarienne ; l'idée de la combinaison de la symphyséotomie et de l'accouchement prématuré semble être due à Grassi (1852).

Rizzoli (décembre 1853) se disposait à pratiquer la double opération, mais la mort du fœtus étant survenue. il ne put que pratiquer l'embryotomie.

Les deux propositions de Jacolucci ont été reprises par les professeurs Novi et Morisani et nous verrons dans la suite quels sont les résultats obtenus.

Nous arrivons aux travaux considérables de Morisani. C'est lui, en effet, qui a assuré à la symphyséotomie une base vraiment clinique et expérimentale, son nom est désormais lié d'une façon indissoluble au succès complet de cette opération.

Le premier travail de Morisani date de 1863. Dans son impor tante étude « Sur les rétrécissements du bassin et sur les indications que le bassin présente au moment de l'accouchement », il consacré une place importante au chapitre qui traite de la symphyséotomie et de la pelviotomie.

Nous reproduirons ici les idées de Spinelli dont nous avons pu apprécier la haute compétence en la matière dans les différents ouvrages qu'il a publiés sur la question et principalement dans les plus récents que les *Annali di ostetricia* ont fait paraître (1892).

Analysant l'œuvre de Morisani, Spinelli déclare que la question y est traitée d'une façon magistrale et l'on peut affirmer, dit-il, que parmi les travaux parus dans le courant de ce siècle, il en est peu où l'opération soit aussi bien étudiée sous ses rapports cliniques et expérimentaux et jugée sur un criterium aussi rigoureusement scientifique.

Nous rapportons les idées de ce maître et nous essayons d'en exposer les conclusions parce qu'elles sont une preuve de la conviction profonde qui animait Morisani au moment où l'opération était plongée dans le discrédit en Italie, mais encore parce qu'elles représentent les opinions du maître et de son école sur cette question.

Morisani, en 1863, affirmait :

1° Que la symphyséotomie est une opération qui doit rester dans la pratique obstétricale;

2° Que la section de la symphyse donne une augmentation de 5 à 6 lignes (1$^{cm}$ 1/2) dans les espaces sacro-pubiens, et que cette augmentation n'est pas due à la projection en avant des os iliaques, mais à l'obliquité de la partie antérieure des pubis par rapport au sacrum. Cette augmentation est proportionnellement plus grande dans les espaces qu'on pourrait représenter par des lignes allant du sacrum à la moitié des branches horizontales des pubis et aux cavités cotyloïdes;

3° Que les diamètres obliques et transverses gagnent en longueur plus que l'antéro-postérieur;

4° Que la symphyséotomie est indiquée dans les cas où le diamètre est plus petit que 2 pouces 3/4 (75$^{mm}$), mais qu'elle peut être aussi pratiquée (avec des résultats moins avantageux, il est vrai) à 2 pouces 1/2 (67$^{mm}$), la limite supérieure varie : en règle générale, on peut l'évaluer à 3 pouces 1/4 (88$^{mm}$):

5° Les statistiques présentées par les adversaires de l'opération au lieu de la discréditer ont eu le pouvoir d'en faire apprécier les avantages si on a soin de limiter son emploi;

6° Quand on fait la comparaison entre l'embryotomie et la symphyséotomie, tout concourt à donner la supériorité à cette dernière;

7° Dans les cas de rétrécissement pelvien et suivant les limites indiquées plus haut, il faut avoir recours sans retard à le section du pubis après une expectation raisonnable et une ou deux tentatives de forceps;

8° Le degré de rétrécissement peut être mesuré avec une telle certitude qu'il est possible d'établir l'indication précise de la symphyséotomie;

9° D'après la fréquence et la régularité des bruits du cœur fœtal, si l'on peut affirmer que le fœtus est en vie, il n'y a pas à hésiter : « Coupez avec toute assurance la symphyse du pubis, « parce que ce n'est pas pour la mère une opération dange- « reuse. »

Dans son travail, Morisani a soulevé de nouveau la question de la pelviotomie dont on ne parlait plus depuis longtemps en Italie ; cette opération en effet, au congrès de Venise en 1847, sur les conclusions du rapport de Lovati, avait été condamnée et rejetée par presque l'unanimité des accoucheurs.

Voyons quelles sont les idées de Morisani sur la question :

Avant tout, il soutient qu'on doit toujours refuser la pelvio- tomie simple qui est insuffisante dans les cas d'extrême rétré- cissement et n'adopter au contraire que la section double, l'espace qu'on obtient alors est suffisant pour le passage du fœtus dans les viciations extrêmes du bassin.

Il prétend que la pelviotomie n'est pas une opération difficile à pratiquer, car aucun organe important n'est lésé ; la région où l'on opère n'est pas une région dangereuse, par conséquent les blessures ne peuvent être graves et difficiles à cicatriser et la gravité de la pelviotomie paraîtra moins importante quand on la comparera avec l'opération césarienne.

Morisani prétendait donc que la pelviotomie, au lieu d'être rejetée, méritait d'être préconisée comme un moyen destiné à sauver la mère et le fœtus dans les rétrécissements extrêmes du bassin où la section de l'utérus semblerait inévitable ; mais les tentatives de Morisani pour ressusciter l'opération de Galbiati échouèrent et peu de temps après la pelviotomie fut complète- ment oubliée.

La symphyséotomie eut un meilleur sort.

Depuis 1863, Morisani s'en est fait toujours un ardent défenseur et il publia une série de conférences sur le sujet.

En 1867, dans les *Annotations à la médecine opératoire de Malgaigne*, il faisait paraître un long article sur cette opération.

En 1874, première année de son enseignement officiel à l'Université de Naples, il parlait longuement sur cette opération et sa leçon fut publiée plus tard par le professeur Piretti comme une annotation au *Traité d'accouchements* de Verrier, traduit en italien.

Dans le *Manuel des opérations obstétricales* publié à Naples en 1875, il y a un long chapitre sur l'opération, de même dans les annotations au *Manuel d'obstetric* de Gustave Braun, dans celles faites au *Traité d'accouchements* de Cazeaux et Tarnier, dans le *Compendium d'Obstétrique*, partout les idées de Morisani sur la symphyséotomie se confirment de plus en plus.

Mais un des actes les plus importants de la campagne de Morisani en faveur de l'opération est sans contredit sa communication au Congrès international de Londres en 1881.

A cette époque, on ne parlait presque plus de la symphyséotomie, dans les Facultés étrangères, Morisani propose de nouveau à la discussion scientifique la question de la symphyséotomie et s'appuyant sur cinquante observations, il cherche à démontrer hautement sa supériorité sur les différentes opérations obstétricales qui peuvent lui être comparées. Dans cette importante communication faite devant les membres réunis de ce congrès, Morisani proclame que la *symphyséotomie est une opération qui doit rester dans la pratique obstétricale.*

Cette conférence publiée dans les *Annali di ostetricia e ginecologia* de Florence, marqua le réveil de cette opération et fut bientôt suivie d'autres travaux importants.

Jusqu'en 1881, Morisani s'était fait l'apôtre de la symphyséotomie, mais comme opérateur, il n'avait pu encore contribuer à enrichir le sujet de preuves cliniques.

Sa première opération date de 1879.

La section de la symphyse fut pratiquée sur un bassin rachitique avec un CV de 81 millimètres, le résultat fut excellent pour la mère et pour l'enfant; l'année suivante, dans un cas grave de viciation du bassin (CV de [55 mm) il pratiqua l'alliance conseillée par Jacolucci, provoqua l'accouchement au huitième mois de grossesse et pratiqua la symphyséotomie avec un résultat satisfaisant pour la mère et l'enfant.

De 1880 à 1884, il pratiqua encore trois fois l'opération, trois enfants vécurent, une mère fut sauvée, les deux autres femmes moururent de septicémie.

Parmi les autres accoucheurs qui s'occupèrent de l'opération et qui la pratiquèrent, nous devons signaler Balocchi, Rizzoli, Pilla, Belluzzi, Da Camen, Viviani, Mandruzzi, Carbonai, Piccinnini et parmi les maîtres de l'école napolitaine Amantea, Mancini, Rispoli, Mayer, Petrunti, Martini, Scibelli et enfin Novi qui a pratiqué un grand nombre de symphyséotomies et contribua pour une large part à lui faire reprendre une place importante dans le cadre des opérations obstétricales.

Novi a publié en 1872 et en 1881 deux travaux très intéressants sur la symphyséotomie, dans lesquels on peut trouver tout le matériel clinique qui se rapporte à la symphyséotomie. Novi a pratiqué le premier en 1876 les alliances proposées par Jacolucci de l'accouchement prématuré artificiel et symphyséotomie et de la symphyséotomie et embryotomie sur le fœtus mort au lieu de l'opération césarienne; à ce propos nous devons relater deux observations très intéressantes que nous trouvons dans

Corradi, et qui ont été recueillies par le professeur Novi.

La première de ces observations se rapporte à une femme dont le diamètre antéro-postérieur était de 49 ᵐᵐ et après la section de la symphyse, on pratiqua l'embryotomie avec un résultat satisfaisant puisque la femme eut des suites de couches très régulières et 42 jours après sortait de l'hôpital complètement guérie.

Le second cas est celui d'une femme rachitique dont le diamètre antéro-postérieur mesurait 54 ᵐᵐ et chez laquelle, au septième mois, on fit la symphyséotomie après avoir déterminé l'accouchement prématuré au moyen des injections vaginales et de l'éponge préparée; après la rupture des membranes, on fut obligé de pratiquer la version, l'enfant se présentant par l'épaule; après la délivrance, on constata que l'écartement des pubis ainsi obtenu était presque de 50 ᵐᵐ, l'enfant asphyxié mourut une heure après, mais la mère, malgré ces diverses opérations, 40 jours après quittait l'hôpital complètement guérie (Novi, *De la Symphyséotomie*, p. 29).

Dans le *Giornale veneto scien. med.*, 1850, I, 706, nous trouvous que Da Camen pratiqua la symphyséotomie pour une indication qu'on n'avait pas encore signalée avant lui. Il s'agissait d'une présentation d'épaule avec procidence du bras sans viciations du bassin; le résultat pour la mère et le fœtus fut désastreux et Corradi ajoute qu'il doute fort qu'il se trouve beaucoup d'accoucheurs qui emploient l'opération de Sigault dans ce but et s'il s'en trouvait, le résultat qu'a obtenu Da Camen n'encouragerait pas à suivre son exemple.

Le professeur Rizzoli indiquait à Belluzzi en 1866 un procédé que celui-ci pratiqua deux fois (*Bulletin des sciences méd.*, 1866, XXIV, 340 et 1867, IV, 374). Ce procédé consistait à diviser la symphyse au moyen de l'ostéotome en pénétrant dans le vestibule par la méthode sous-cutanée.

Par des expériences faites sur un cadavre, dans un bassin asymétrique, Rizzoli et Pilla se persuadèrent que, même dans cette viciation du bassin, la symphyséotomie pourrait être utile.

D'après Pilla, il résulterait que dans un bassin asymétrique la progression indiquée par les auteurs après la section de la symphyse, c'est-à-dire l'augmentation du diamètre antéro-postérieur peu marquée, celle du diamètre oblique plus grande et celle du diamètre transverse plus grande encore, n'existerait pas, au contraire on aurait une progression en sens inverse de telle sorte que l'augmentation qui serait maximum pour le diamètre antéro-postérieur irait en diminuant pour les diamètres obliques pour devenir minimum dans les diamètres transverses.

Ghersi, à la maternité de l'hôpital Pammatone, à Gênes, chez une paysanne dont le bassin ostéomalacique n'avait que 15 $^{cm}$ entre le coccyx et le pubis et 30 $^{cm}$ seulement entre les deux ischions, pratiqua la symphyséotomie, il fit ensuite une application de forceps et put extraire un enfant vivant d'une grosseur normale, la femme supporta très bien l'opération mais l'ostéomalacie continua.

Le docteur Édouard Porro, dans la description d'un cas de bassin rachitique, constatait que certains défauts de conformation de la symphyse, c'est-à-dire l'excessive épaisseur des extrémités articulaires des pubis, les réunions angulaires comme dans un exemple qu'il avait sous les yeux étaient des contre-indications à la symphyséotomie et la rendaient presque impossible.

En 1870, Piccinini, chirurgien à Cassanio-Magnano (Lombardie), dans une observation que nous retrouvons dans la *Revue des sciences médicales* (année 1875, tome V, page 367) (*Lyon médical*, N° 22, 1874) donnait les indications suivantes :

1° Ne jamais pratiquer la symphyséotomie pour des rétrécissements au-dessous de 3 pouces à 3 pouces 1/2 (80 à 95$^{mm}$) ;

2° Employer pour cette opération la méthode sous-cutanée ;

3° Faire suivre la section du fibro cartilage de l'application immédiate du forceps ;

4° La position à donner à l'accouchée, le cathétérisme vésical, le bandage inamovible, sont autant de détails qui contribueront pour une grande part au succès de l'opération.

Nous ne parlerons pas ici du procédé employé par Piccinini qui fut pour lui une cause de succès puisque la mère et l'enfant survécurent ; nous donnerons les détails de cette méthode ou méthode sous-cutanée au chapitre qui a trait aux manuels opératoires.

Lovati a bien exposé les raisons qui avaient fait abandonner l'opération de Sigault accueillie autrefois avec tant d'enthousiasme ; au chapitre que nous consacrons à l'exposé des causes d'abandon de cette opération, nous avons parlé de celles indiquées par Lovati, nous ne nous y attarderons donc pas ici.

Mayer s'est occupé longuement aussi à Naples de la symphyséotomie ; après des expériences faites sur des cadavres présentant des degrés différents de viciation pelvienne, il a pu se convaincre que, même en faisant l'écartement des pubis par degrés d'une façon intermittente et dans un laps de temps relativement considérable, on arrivait à avoir un écartement de 2 pouces 1/2 (67$^{mm}$), mais rarement on n'avait pas de lésions.

Il conclut donc qu'on ne doit pas pousser cet écartement au delà de deux pouces (54$^{mm}$) et que l'on doit plutôt rester au-dessous de cette limite dans les bassins viciés dont le diamètre conjugué est de 2 pouces 1/2 (67$^{mm}$) parce que l'écartement dù pubis doit être en rapport avec la capacité du bassin et cet écartement produirait dans les symphyses sacro-iliaques une lésion d'autant plus grave que le rétrécissement du bassin est plus considérable.

Carbonai (Congrès de Florence, séance du 25 septembre 1841, page 684) a préconisé en Italie un procédé qu'Imbert avait le premier appliqué à Lyon en 1836, nous n'y reviendrons pas, l'ayant décrit aux manuels opératoires.

Pastorello (*Traité d'obstétrique*, Pavie 1854, II, 327) a reproduit assez exactement les idées des accoucheurs italiens de la moitié du siècle sur l'opération de la symphyse; il prétend qu'en théorie, cette opération dans certains cas peut réellement rendre de grands services, mais dans la pratique, on a beaucoup de mal à se convaincre de son utilité, les raisons en sont les suivantes : difficulté de prendre les diamètres exacts du bassin, gravité de cette opération, incertitude dans laquelle se trouve le praticien d'obtenir un résultat favorable; cette dernière raison, suivant Corradi, s'unit à la première pour n'en faire qu'une et il ajoute qu'actuellement (1874) les moyens de pelvimétrie que l'on a permettent d'obtenir plus exactement les diamètres du bassin et les statistiques de Novi fournissent des argumeuts assez puissants pour combattre ces opinions.

De même que Lovati et Pastorello d'autres représentants de l'École napolitaine Catolica, Jean Raffaele, Finigio. se montrèrent peu favorables à la symphyséotomie.

En 1874, parut le remarquable travail de Corradi (*Dell'Oste-trica in Italia della meta dello scorso sigolo fino al presente*, Commentario di Alfonso Corradi in riposta al programma di

concorso della societa medico-chirurgica di Bologna per
l'anno 1871. E premiato della societa medesima), où se trouve
l'historique (chapitre 37, page 1906) de la symphyséotomie.
C'est un résumé admirablement fait de la question, avec un
grand esprit d'impartialité Corradi s'attache à dégager des écrits
anciens et récents la part qui revient à chacun dans cette histoire
si longue de la symphyséotomie.

En 1882, Mangiagalli (*Una probabile rizurrezione nel campo
dell' ostetricia operativa*, Milan), dans un éloquent appel,
cherche à anéantir les préjugés qui se sont élevés contre l'opération, et essaie de démontrer que le moment est venu et qu'il
n'a jamais été aussi favorable pour voir renaître la symphyséotomie et reconquérir sa place au milieu des opérations obstétricales.

Après avoir démontré qu'avant toute intervention chirurgicale, le praticien doit mesurer d'une façon exacte le C D et
déterminer le critérium fondamental qui doit guider dans l'appréciation du vice pelvien, il conclut que pour rendre l'erreur
aussi petite que possible, il faut déduire constamment 15$^{mm}$ afin
d'avoir le C V.

Les indications qu'il donne à l'opération sont identiques à
celles de Morisani.

Mais revenons aux importants travaux de Morisani.

En 1886 (*Ancora della sinfisiotomia, statistica e considerazioni*),
au-Congrès national d'Obstétrique et Gynécologie, tenu à Rome,
l'auteur envisage tous les cas de symphyséotomie, depuis la
première opération de Sigault, et les divise en trois statistiques,
la première, d'octobre 1777 à octobre 1858; la seconde, de janvier 1866 à janvier 1880; et la troisième, de mai 1881 à
mars 1886.

Dans ces statistiques, Morisani analyse tous les faits qui lui sont connus, il en est quelques-uns qui sont omis particulièrement en France, nous les avons relatés à la suite de l'histoire de la symphyséotomie.

Les résultats obtenus furent les suivants :

### 1re STATISTIQUE DE 1777 A 1858.

| OPÉRATIONS | RÉSULTATS POUR LES MÈRES | | RÉSULTATS POUR LES ENFANTS | | |
|---|---|---|---|---|---|
| | guéries | mortes | vivants | morts | incertains. |
| 80 | 52 | 28 | 33 | 45 | 3 |
| | 80 | | 81 | | |

1 grossesse gémellaire

### 2e STATISTIQUE DE 1866 A 1880.

| OPÉRATIONS | MÈRES | | ENFANTS | |
|---|---|---|---|---|
| | guéries | mortes | vivants | morts. |
| 50 | 40 | 10 | 41 | 9 |
| | 50 | | 50 | |

### 3e STATISTIQUE DE 1881 A 1886.

| OPÉRATIONS | MÈRES | | ENFANTS | |
|---|---|---|---|---|
| | guéries | mortes | vivants | morts. |
| 18 | 10 | 8 | 13 | 5 |
| | 18 | | 18 | |

De ces statistiques, dont les chiffres valent mieux que tous les traités, Morisani conclut que la symphyséotonie est une opération qui peut et doit rester dans la pratique et donne entre des mains expérimentées d'excellents résultats.

A la quatrième réunion de la Société italienne d'Obstétrique et de Gynécologie, tenue à Naples, du 3 au 8 septembre 1888, Morisani fait une nouvelle communication sur 2 cas de symphyséotomie qu'il pratiqua avec succès et analyse les résultats de cette opération, tels qu'ils ressortent des statistiques anciennes et récentes ; il montre que les objections des adversaires de cette opération ne sont pas toujours fondées, et il formule les conclusions suivantes :

1° L'opération de la symphyséotomie doit avoir pour sa limite inférieure d'applicabilité 67$^{mm}$ d'espace utile, quoique, à ce point-là, elle ne soit pas absolument innocente.

2° L'opération doit être précédée par une application prudente du forceps ; dans le cas où celle-ci n'atteint pas son but, il ne faut pas renouveler ni même trop y insister.

3° Le fœtus étant mort ou compromis dans sa vitalité, la symphyséotomie est une mauvaise opération.

De 1887 à 1892, Morisani pratiqua douze fois la symphyséotomie.

Dans un article adressé par le D$^r$ Spinelli au directeur en chef des *Annales de Gynécologie*, l'auteur analyse les 12 opérations pratiquées par le professeur Morisani, il résume en outre 5 opérations faites à la maternité du grand hôpital des Incurables et 7 en ville. Sur ces 24 opérations de symphyséotomie, 24 sont favorables à la mère et 23 pour l'enfant.

De ces observations Spinelli conclut :

1° Qu'un fœtus à terme et bien développé peut traverser, grâce à la symphyséotomie, un bassin vicié dont le conjugué vrai mesure au moins 65$^{mm}$, c'est-à-dire un bassin pour lequel les accoucheurs de tous pays conseillent et pratiquent l'embryotomie ou l'opération césarienne ;

2° Qu'une femme, dont le bassin est vicié, peut subir impunément la symphyséotomie, pourvu que l'opération soit pratiquée antiseptiquement et dans les limites ci-dessus indiquées.

Spinelli termine son article ainsi : « Je crois avoir établi en « faveur de la symphyséotomie une base sérieuse de foi et de

« crédit, fait ressortir au point de vue historique l'importance
« de l'œuvre accomplie par le professeur Morisani qui, seul,
« pendant tant d'années. a pratiqué une opération abandonnée
« par tous les accoucheurs; préparé et fait sentir le besoin
« d'une discussion plus large de cette opération au profit de la
« pratique obstétricale.

« Aujourd'hui, au point où en est la symphyséotomie. l'indif-
« férence ou la négligence des accoucheurs ne sont plus justi-
« fiées, elles deviennent coupables. »

Le 15 février 1892, en présence de M. le D$^r$ Charpentier, de
Paris, le professeur Morisani faisait une Conférence à la clinique
obstétricale, de l'Université de Naples, sur la symphyséotomie.
« Je la publie, écrivait-il, afin qu'en ce moment où la question
« de la symphyséotomie est examinée et discutée par plusieurs
« des hommes qui font autorité en obstétrique, chacun sache
« quelles sont, sur cette opération, les opinions de ceux qui n'ont
« jamais cessé de défendre son emploi avec foi et conviction. »

Dans ce travail, le professeur Morisani expose :

1° Le mécanisme de l'augmentation de capacité du bassin
qu'on peut obtenir à la suite, par l'effet de la section, de la symphyse des pubis;

2° Les limites de l'indication de cet acte opératoire;

3° La comparaison de cette opération avec celles qu'on pourrait lui substituer;

4° Les causes qui ont rendu jadis la symphyséotomie si grave
pour les femmes et pour les enfants.

Tout ce travail a été publié dans les *Annales de Gynécologie*
(avril 1892) et nous en avons analysé les points principaux dans
les différents chapitres de notre sujet, nous n'y reviendrons pas
ici.

L'œuvre de Morisani semble actuellement couronnée d'un éclatant succès, puisque c'est par sa constance dans ses travaux qu'il a pu réussir à faire sortir de l'oubli l'ancienne opération de Sigault et que la symphyséotomie retrouve dans la pratique la place qu'elle mérite.

« C'est, comme le dit lui-même Morisani, la meilleure des « récompenses du travail et du temps employés pour la mettre « en lumière et la faire justement apprécier. »

Avec Morisani d'autres accoucheurs italiens se partagent l'honneur d'avoir aussi fait revivre l'opération.

Novi s'est constamment employé depuis très longtemps à la même œuvre de résurrection, ses travaux sont nombreux et il a pratiqué aussi un grand nombre d'opérations, comme on peut le constater aux statistiques; son opinion diffère de celle de Morisani en plusieurs points et M. le D$^r$ Charpentier, dans un récent article, montre la différence qui existe entre Morisani et Novi, nous y reviendrons plus loin.

Mancusi, de Naples, a indiqué un nouveau procédé de symphyséotomie que nous relatons au chapitre « Manuels opératoires ».

Cucca (*Annali di ost. e gineco.*, Milano, 1891, page 238) indique le procédé employé par Novi dans la pratique de l'opération.

En 1892 Caruso, dans une thèse très intéressante intitulée : *Contributo alla Pratica della sinfisiotomia*, après avoir exposé 2 opérations pratiquées par lui-même et donné la statistique de 20 cas de symphyséotomie ainsi répartis : 11 par Morisani (les mêmes qui ont été indiqués par Spinelli), 6 par Mancusi, 1 par Portiglione, 1 par Scibelli fils, 1 par Campione, exprime le regret de n'avoir pu se procurer à temps les cas de symphyséotomie opérés à l'hôpital des Incurables et tire de l'examen de cette statistique les conclusions suivantes :

1° Le résultat pour les mères a été toujours satisfaisant, grâce à l'antisepsie rigoureuse que l'on a observée. En prenant les précautions antiseptiques nécessaires, la symphyséotomie ne doit pas donner de mortalité, la mort survenant à la suite de cette opération doit être attribuée aux chirurgiens et non à l'opération elle-même.

2° L'opération pratiquée plusieurs fois sur la même femme donne un résultat aussi satisfaisant.

3° Les fœtus succombent dans une proportion infime qui est de 9,09 0/0.

4° L'opération est indiquée dans les bassins viciés dont les diamètres antérieurs mesurent entre 67$^{mm}$ et 84$^{mm}$.

Si l'embryotomie ne donne aucune mortalité pour la mère, il est de toute évidence que, dans ces 22 cas, 22 enfants auraient succombé ; l'opération césarienne ne peut être mise en parallèle avec la symphyséotomie ; *son indication commence là où finit la symphyséotomie* (Morisani).

La version, tout en ne présentant aucun danger pour la mère, cause la mort de plus de fœtus qu'avec la symphyséotomie seule ou la symphyséotomie et le forceps, ou la symphyséotomie et la version.

Le forceps, au-dessous de 84$^{mm}$, peut être dangereux pour la mère (rupture d'une des parties constituant la filière génitale) et pour le fœtus dont une compression excessive des os de la tête peut déterminer la mort immédiate ou tardive ; au-dessus de 84$^{mm}$, si le forceps peut parfois donner des résultats satisfaisants, il faut, dans le cas où des tractions modérées ne suffiraient pas à extraire le fœtus, pratiquer sans retard la section de la symphyse.

La marche est restée telle après l'opération qu'elle était avant. Jamais on n'a constaté de troubles du côté des symphyses sacro-iliaques lors même qu'on écartait les pubis à leur maximum (c'est-à-dire $8^{cm}$).

5° Il faut dans certains cas savoir allier la symphyséotomie et l'embryotomie, alliance heureusement pratiquée par Novi.

Nous arrivons au dernier travail italien paru en 1892, ce travail publié par le Dr Spinelli dans les *Annali di ostetricia c ginecologia*, est une œuvre de recherches nombreuses, tant au point de vue historique que critique; la conviction profonde qui anime Spinelli pour aider Morisani dans son œuvre de réhabilitation, nous autorise à penser que tous les moyens qu'il a employés dans ce but : voyages, recherches, expériences, opérations lui sont un sûr garant de succès et que la vieille opération de Sigault ne sera plus abandonnée dans les cliniques internationales.

# SYMPHYSÉOTOMIE



## DANS LES PAYS AUTRES QUE LA FRANCE & L'ITALIE

Envisageons le sort réservé à la symphyséotomie dans les autres pays.

En Allemagne, la première symphyséotomie semble avoir été pratiquée par Siébold, à Wurzbourg, le 4 février 1778. L'opération fut très difficile et pour séparer la symphyse ossifiée, on eut recours à la scie, mais le résultat fut satisfaisant pour la mère et le fœtus fut extrait par les pieds après qu'on eut pratiqué la version. Le fœtus vint mort tant sa tête avait été comprimée, le diamètre antéro-postérieur était de 73$^{mm}$.

D'un certain nombre d'expériences, Siebold avait tiré les conclusions suivantes : On peut avoir un écartement total de 18 lignes (41$^{mm}$ environ) que l'on peut décomposer ainsi : immédiatement après la section, un écartement spontané de 6 lignes (13$^{mm}$), ensuite d'un pouce (27$^{mm}$) en écartant les cuisses de la femme, mais ce dernier écartement peut être dangereux sur la femme vivante par les lésions qu'il produit sur le col de la vessie et sur les symphyses sacro-iliaques.

Suivant Siébold, l'opération peut être pratiquée quand il y a un rétrécissement de 6 à 18 lignes et même de 20 lignes (14 à 40 ou 45$^{mm}$) dans le diamètre antéro-postérieur ; au-dessous, de ces limites, Siébold préfère l'opération césarienne, au-dessus, le forceps de Levret.

Siébold pratiqua sa première opération, mais loin d'en être satisfait, il alla jusqu'à dire : « Je me repens de m'être laissé « séduire par la nouvelle opération et de n'avoir pas préféré « l'opération césarienne. »

Le cas malheureux de Siébold et le cas malheureux de Guérard, à Dusseldorf (1778), produisirent en Allemagne une aversion manifeste, qui, dans la suite, ne se démentit pas ; cependant, en 1824, Mursinna pratiqua l'opération, la mère et l'enfant succombèrent très rapidement (*Berl. Klin. Wochenschrift*, 1874).

En 1842, le journal de Casper rapporte l'observation d'un fœtus énorme dont la tête, qui avait le volume d'un enfant de 18 mois, sans hydrocéphalie cependant, restait enclavée dans le bassin ; le forceps ne pouvait être appliqué et l'enfant étant encore vivant, Danman pratiqua la symphyséotomie qui permit l'introduction des branches, leur articulation et la terminaison heureuse de l'accouchement. La mère se rétablit, mais l'enfant, amené vivant, ne survécut pas.

Michaelis proposa deux fois la symphyséotomie dans des bassins généralement rétrécis et regretta de ne l'avoir pas pratiquée, les consultants s'y étant opposés. Dans le premier cas (1834) la mère et l'enfant succombèrent, dans le second (1836) la mère mourut aussi des suites de l'accouchement. L'enfant venu au monde vivant, mais faible, succomba 36 heures après sa naissance (G. A. Michaelis et C. Th. Litzmann. *Das enge Becken*, 1865, p, 328 et 366).

Osiander (Traité, p. 450) indiquait l'opération dans le cas où le forceps se brise et la cuiller reste prise entre la tête et le bassin, ou bien que la tête est enclavée et qu'on n'a pas de forceps. A ce propos, Corradi ajoute une réflexion que nous devons consigner : « Je ne sais pas combien de fois cet accident est « arrivé, et s'il est arrivé, je ne sais si l'on doit y remédier par « la symphyséotomie, il faudrait en effet se trouver sur les « côtes de l'Afrique comme Lœffler qui, n'ayant ni forceps, ni « d'autres moyens pour terminer l'accouchement, fut obligé « de recourir à la symphyséotomie » (*Geschichte eines glucklich vollendeten schaambeink-norpelschnittz.* In *Stark archiv. für Gebürtsch.*, 1791, III, 694).

Ritgen comptait quinze indications à la symphyséotomie.

Kilian trouve que la symphyséotomie est une opération moins sûre que l'opération césarienne, car elle est la plupart du temps une cause de funestes résultats.

Naegele père et fils sont tous deux opposés à la symphyséotomie, leurs objections se résument ainsi :

1° Les expériences montrent que l'augmentation des bassins après la symphyséotomie est très peu considérable;

2° On ne peut prévoir d'avance ni établir le degré d'écartement des pubis, étant donné qu'on peut se trouver en présence d'une symphyse sacro-iliaque ossifiée ou une ossification de la symphyse pubienne;

3° En pratiquant la section de la symphyse, on ne sait de combien le bassin s'agrandira et si l'augmentation obtenue sera suffisante pour permettre la terminaison du travail;

4° Les résultats pour la mère et l'enfant sont peu satisfaisants, on sauve les deux tiers des mères et un tiers seulement des enfants.

C'est pourquoi, conclut Naegele fils, la symphyséotomie est une opération actuellement rayée du nombre des opérations obstétricales.

Grentzer est du même avis et se montre hostile à la symphyséotomie.

Braun (Karl), l'un des maîtres de l'obstétrique allemande, ne consacre dans son traité d'obstétrique qu'un très court chapitre à l'opération et il conclut que la symphyséotomie est à juste titre mise à l'écart des opérations obstétricales.

Scanzoni la condamne absolument, il la décrit cependant et ne la réserve que pour les cas où l'on croirait devoir la préférer à l'opération césarienne sur la femme morte (symphyséotomie post mortem), l'enfant supposé encore vivant (*Lehrbuch der Gebürtsch.*, 1867).

Gustave Braun ne parle même pas de la symphyséotomie dans son traité (Braun, *Traité d'obst.*, III, 219).

Schrœder fait à peine mention de l'opération. Avec elle, suivant cet auteur, on n'obtient pas un agrandissement appréciable du bassin, la mère court de grands dangers et en subit de tristes conséquences.

Ainsi qu'on peut le constater, les accoucheurs allemands sont restés fidèles à la tradition que leur avait léguée Siébold en lançant contre la symphyséotomie son fameux anathème qui se terminait ainsi : *Felix quem faciunt aliena pericula cautum.*

Les auteurs plus modernes de l'Autriche et de l'Allemagne ne sont pas revenus sur les théories émises par leurs devanciers, ils n'ont fait que suivre les idées anciennes.

Kleinwaechter affirmait « que c'était à l'Italie qu'apparte- « nait la triste gloire de cultiver encore aujourd'hui cette

« opération dénuée de sens » (In *Müller's Handbuch der Geburtshülfe*, 1888).

Zweifel, qui ne faisait mention de la symphyséotomie qu'au point de vue de l'intérêt historique qu'elle présentait, trouvait que le principe sur lequel elle repose est faux (*Lehrbuch der Geburtshülfe*, Stuttgard, 1889).

Fehling dit : « Quand la femme ne vient consulter qu'à
« terme, si le fœtus est vivant, on doit pratiquer l'opération
« césarienne, s'il est mort, la craniotomie; ces deux opérations
« sont bien moins dangereuses que la symphyséotomie, et en
« cela je suis d'accord avec les accoucheurs de l'Allemagne, de
« l'Angleterre et de la France » (In *Müller's Handbuch der
Geburtshülfe*, 1889, III, p. 59).

Winkel (Leipzig, 1889) émettait cette opinion : « La symphy-
« séotomie n'a pas tenu ce qu'elle promettait; et ce qu'on
« n'attendait pas d'elle, c'est-à-dire : blessures de la vessie,
« déchirures des articulations sacro-iliaques, carie de la paroi
« antérieure du bassin, elle en a largement gratifié l'huma-
« nité, il faut donc souhaiter qu'elle soit définitivement
« ensevelie. »

Telles étaient les opinions des accoucheurs allemands en 1889, au chapitre que nous avons intitulé : **Résurrection de la symphyséotomie**, nous avons pu constater que Freund, à Strasbourg, et Léopold, à Dresde, ont pratiqué l'opération et semblent disposés à suivre le mouvement qui se produit pour effectuer la réhabilitation de l'opération.

En Angleterre, suivant la statistique de Morisani, la première symphyséotomie fut pratiquée par John Welchmannn, le 4 septembre 1789, à Kingston, sur une femme ostéomalacique, le fœtus était mort et la mère survécut.

Osborn, Engh, Hamilton se montrèrent peu enthousiastes de l'opération. Aitken, au contraire, lui consacra une étude approfondie et alla même jusqu'à proposer une modification dans l'opération elle-même qu'il appela bi-pubiotomie; il inventa une scie flexible à chaîne qui porte le nom de Jeffrey pour le cas où la symphyse serait ossifiée, il avait imaginé également un bistouri flexible qui devait couper de la partie interne à l'externe afin de ne pas blesser le col de la vessie.

Burns s'occupe peu de la symphyséotomie et admet les conclusions de Baudelocque.

Barnes n'en fait pas mention.

Dans la *Clinique obstétricale de gynécologie*, par sir James V. Simson, traduite et annotée par Chantreuil en 1874, nous trouvons que, suivant l'auteur anglais, l'opération est insuffisante dans les cas extrêmes, car, pour augmenter le diamètre antéropostérieur de 25$^{mm}$, la symphyse du pubis doit s'écarter de 76$^{mm}$; pour gagner 12$^{mm}$, elle doit s'écarter de 50$^{mm}$; pour gagner 6$^{mm}$, elle doit s'écarter de 25$^{mm}$.

Elle n'est point usitée dans les déformations triangulaires du bassin.

Dans les *Researches in obstetrics* de Mat. Duncan, traduits par M. Budin en 1877, nous trouvons un article très intéressant sur la question et particulièrement sur l'anatomie comparée de la symphyse. Duncan montre qu'en Angleterre. l'opération proposée par Sigault reçut l'approbation de W. Hunter et de Denmann, tout au moins en ce qui concerne les avantages qu'elle peut offrir.

« En même temps, dit-il, ces auteurs montrèrent qu'elle ne
« pourrait être que de peu d'utilité et même qu'elle serait
« inutile dans les cas pour lesquels elle avait été proposée,

« c'est-à-dire pour les rétrécissements extrêmes du bassin,
« dans lesquels il fallait pratiquer l'opération césarienne. Les
« auteurs anglais ont formulé contre cette opération des calom-
« nies qui ne sont nullement fondées et lui ont fait des objec-
« tions qui sont suffisantes pour empêcher un investigateur
« superficiel de la prendre en considération. »

Duncan examine les cas où l'opération serait praticable, nous
n'y reviendrons pas, les ayant longuement envisagés dans le
chapitre des indications.

Playfair, dans le *Traité théorique et pratique de l'art des accouchements* (traduit par le Dr Vermeil, 1878-1879, p. 711), admet
qu'il est absolument impossible de substituer la symphyséotomie à la section césarienne, parce que l'écartement complet
de la symphyse pubienne ne suffirait même pas à faire gagner
un espace assez grand pour permettre le passage d'un fœtus
mutilé.

Churchill établit que, même en parvenant à écarter les os
pubis de 10$^{cm}$, il n'en résulterait qu'une augmentation de 10 à
12$^{mm}$ du diamètre antéro-postérieur où l'obstruction est en
général le plus marquée.

Lorsque le rétrécissement n'est pas trop considérable, le
fœtus pourrait passer, mais les dangers de l'opération elle-
même et ses conséquences graves la contre-indiquent tout à fait
dans ces cas.

Depuis, nous n'avons plus trouvé dans aucun travail d'opinions favorables sur l'opération émises par les auteurs anglais.

En Belgique, la plupart des accoucheurs se montrèrent favorables à l'opération.

Cambon, en 1778, pratiquait une symphyséotomie à Mons
et le résultat fut satisfaisant pour la mère et pour l'enfant; il

fit, quelque temps après, deux autres symphyséotomies avec succès.

Herbiniaux fut partisan de l'opération de Sigault et, faisant allusion à Baudelocque, il disait que l'Académie de chirurgie avait couronné en lui l'ignorance et la mauvaise foi.

Wasseige (Liège, 1881) assure « qu'elle a des suites toujours « très graves pour la mère, qui est presque aussi exposée que « dans l'opération césarienne ».

Nous n'avons pas à revenir sur les travaux que les Hubert (de Louvain) ont consacrés à la question, nous les avons exposés dans le chapitre des indications.

En Hollande, Camper approuvait hautement l'opération et on sait avec quel enthousiasme il accueillit la proposition de Sigault qu'il trouvait si ingénieuse. Au commencement de ce siècle, nous trouvons deux opérations sur la symphyse, pratiquées l'une en 1804 par Bolsius à Utrecht (Hollande), la mère guérit et l'enfant mourut; l'autre dans la même année par Van Wy à Arnheim où le résultat fut le même.

En Espagne, on ne peut relater qu'une opération faite à Utrera, en Andalousie, par Antonio Delgado, sous la direction de Francesco Canivel, à la date du 9 août 1780.

En Amérique, Meigs (*Obstetrics*, Philadelphia, 1852, p. 662) affirme que la symphyséotomie n'a jamais été pratiquée en Amérique et il ajoutait que, lui personnellement, ne se sentait pas disposé à la conseiller et à la pratiquer.

En 1883 paraissait, dans le *Journ. of the Medic. Science*, un article de R. H. Harris, de Philadelphie, intitulé : « The Revival of the symphyseotomy in Italy », où l'auteur reprenant tous les cas connus depuis la première opération de Sigault en 1777, les classe en deux séries dont la première s'arrête en 1855, la seconde reprenant avec la réapparition de cette intervention chirurgicale à Naples en 1866, et s'arrêtant à la fin de 1880.

Harris s'attache dans ce travail à analyser les différentes statistiques de Morisani et il en tire des conclusions analogues à celles de l'illustre représentant de l'obstétrique italienne.

Les accoucheurs italiens se sont pour la plupart soulevés contre le titre qu'Harris avait donné à son travail et ils prétendaient que ce titre est dénué d'exactitude puisque jamais en Italie l'opération de la symphyséotomie n'a été abandonnée et que par suite elle n'a pu renaître.

Dans un récent article paru dans *The American Journal of Obstetrics* (Monthly Journal, oct. 1892), Harris se justifie en s'appuyant sur les statistiques et essaie de prouver l'exactitude du titre. Dans le chapitre que nous consacrons à la résurrection de la symphyséotomie, nous avons analysé le travail de Harris : afin d'éviter des répétitions, nous nous dispenserons d'en parler ici.

Les autres auteurs américains, tels que Thomas et Mundé (*A practical treatise on the Diseasesof Women*, Philadelphie, 1891), Lusk (*The Science and Art of Midifewry*, New-York, 1892), Reynolds (*Practical Midwifery*, New-York, 1892), ne donnent même pas à la table des matières le nom de la symphyséotomie.

# RAISONS

## QUI ONT FAIT ABANDONNER L'OPÉRATION

Si, en nous reportant vers le passé, nous cherchons à analyser et à découvrir les causes qui ont fait abandonner la symphyséotomie par un grand nombre d'accoucheurs, nous trouvons tout d'abord un fait capital, c'est que jusqu'au xviiiᵉ siècle, l'art des accouchements était regardé comme de peu d'importance, les médecins laissaient à des matrones le soin de mettre au monde et on comprendra facilement que la science des accouchements n'ait pu encore faire que de faibles progrès quand on saura que les accouchements étaient presque exclusivement pratiqués par des sages-femmes et délaissés par les médecins.

La symphyséotomie fut pratiquée par un homme dont le génie s'est surtout manifesté par son audace à oser la pratiquer, mais, médecin et nullement chirurgien, encore moins accoucheur, il n'avait pas cherché à étudier la question d'une façon expérimentale, il était aidé dans sa besogne par Leroy, qui revendique aussi l'honneur d'avoir trouvé la symphyséotomie et qui, à vrai dire, fit des recherches plus expérimentales que l'inventeur même de la nouvelle opération.

On comprendra facilement que Baudelocque ait eu beau jeu contre des adversaires ignorant l'art des accouchements et que malgré les attaques de Sigault et de Leroy, il porta un coup terrible à la symphyséotomie non seulement dans sa thèse inaugurale, mais encore dans son traité qui devait être classique pendant un demi-siècle.

Pourquoi Baudelocque avait-il condamné la symphyséotomie? Sans doute pour ne pas revenir sur une erreur, car, dans sa thèse inaugurale : « *An in partu propter angustiam pelvis impossibili, symphysis ossium pubis secanda?* » il avait conclu à la négative, et depuis, il avait toujours lutté jusqu'au dernier moment contre la nouvelle opération. Nous sommes heureux de constater à l'heure qu'il est qu'en France les maîtres reviennent plus facilement sur leurs erreurs pour aider la vérité à luire d'un plus vif éclat.

Le traité de Baudelocque parut donc en 1781, c'était nourris de sa doctrine que ses élèves rejetaient sans appel la possibilité d'une opération sur la symphyse ; mais ce ne fut pas seulement les idées de Baudelocque qui ébranlèrent les convictions, ce fut encore bien plus les partisans de l'opération.

Les nouveaux opérateurs sectionnaient toujours, on les vit même opérer des bassins de 22$^{mm}$, aussi Baudelocque n'hésitait-il pas à écrire : « Quoique le temps eut opéré ce que n'avaient « pu faire les écrits multipliés qui ont paru dès les premiers « moments contre cette opération, quoiqu'on la pratique beau- « coup plus rarement depuis que la vérité s'est fait entendre au « mépris de la prévention, nous nous en occuperons cependant « et nous ajouterons même à ce que nous avons déjà dit dans

« nos premières éditions, parce que le nombre de ses partisans
« nous paraît encore très grand et que la plupart ne sont pas
« assez instruits et ne peuvent acquérir la connaissance des faits
« les plus propres à dissiper leur erreur ou à leur inspirer au
« moins la méfiance qui semblait retenir M. Sigault dans les
« dernières années de sa vie. La confiance de M. Sigault, dans
« ce nouveau procédé, était tellement diminuée dans ses der-
« niers temps qu'il se refusait à la tenter lorsque le bassin ne
« lui offrait pas au moins 2 pouces 1/2 (67$^{mm}$) de petit dia-
« mètre dans son entrée ; nous l'avons vu proposer l'opération
« césarienne chez une femme pour laquelle il nous appela en
« consultation et que nous opérâmes en sa présence au mois
« de juillet 1785 et peu de jours avant sa mort, chez une autre,
« dont le bassin avait au moins 2 pouces 1/2 (67$^{mm}$) et qui accou-
« cha cependant naturellement d'un enfant privé de la vie. »

De plus, ce qui nuisit à l'avenir de l'opération et à son étude
réfléchie, ce fut la prétention de la substituer à l'opération césarienne, quand chacune de ces opérations a un champ bien
limité et des indications très précises, comme on se plaît à le
constater aujourd'hui (Charpentier).

« Les véritables auteurs de la défaveur qui pesa si long-
« temps sur la symphyséotomie, écrivait Jacquemier, sont
« bien plus ses partisans que ses adversaires ; ces derniers
« lui rendaient un immense service en constatant rigoureuse-
« ment les faits quand au contraire ses partisans sapaient
« dans sa base l'opération en la pratiquant pour la plupart du
« temps quand elle était de toute évidence contre-indiquée. »

Asdrubal, qui avait assisté à la lutte entre les césariens et les
symphysiens, commence le chapitre dédié à la symphyséotomie
par les paroles suivantes :

« Se laisser aveugler par les principes d'une science quel-
« conque fut toujours l'occasion d'inutiles questions entre les
« savants, mais aussi l'origine des erreurs les plus remar-
« quables dans l'exercice de cette science... C'est vraiment une
« chose merveilleuse, ajoute-t-il plus loin, que la diversité
« d'opinions des professeurs d'obstétrique : les uns veulent que
« la symphyséotomie supplante l'opération césarienne, les
« autres la rejettent comme absolument mortelle ; ces senti-
« ments contraires semblent tirer leur origine d'équivoques
« prises dans les principes de l'art sans précision et à la légère. »

« On pourrait juger du degré de perfection auquel une science
« est arrivée, a écrit Quételet, par la facilité plus ou moins
« grande de se laisser aborder par le calcul. »

C'est justement cette base mathématique, cette pierre angulaire sur laquelle doit reposer toute intervention obstétricale
qui a manqué et manque peut-être encore souvent.

A la fameuse sentence prononcée par Boer, célèbre accoucheur très versé dans les sciences mathématiques : « Nihil tam
« certius esse neque tam magis mathematice demonstrari posse
« quam in arte obstetrica nihil de mathematicis esse. »

Mangiagalli n'hésite pas à répondre : Oui, cela est vrai ; mais
chaque accoucheur expérimenté finit par harmoniser lui-même
les indications des opérations avec sa manière propre de mesurer le rétrécissement ; il en résulte que les indications abso-
lues deviennent relatives pour chaque opérateur.

Dans la discussion que cette opération a fait naître, opération
qui fut la source de contestations interminables, on a manqué,
disait Murat, « tantôt de sang-froid et tantôt de bonne foi ; les
« uns n'ont pas eu le courage d'avouer leurs erreurs, de faire
« le sacrifice d'une opinion formée peut-être sans preuves suf-

« fisantes ; les autres, bien plus coupables, pour faire ressortir
« l'utilité de la symphyséotomie, en ont exagéré les avantages
« et ont annoncé des résultats qu'ils n'avaient pas obtenus réel—
« lement. » La discussion ne pouvait donc arriver à une conclusion quelconque puisque les équivoques n'étaient pas dissipées
et l'équivoque consistait à prétendre que la symphyséotomie
devait remplacer l'opération césarienne : « Tous les suffrages,
« écrivait Velpeau, se seraient tournés du côté de Sigault si on
« n'eût proposé la symphyséotomie que comme une nouvelle
« ressource propre à enrichir l'art. »

Après avoir lu à peu près tout ce qui a paru sur cette question,
nous constatons ce phénomène psychologique assez curieux,
c'est que, lorsque le calme fut revenu parmi les partisans et les
adversaires et la question examinée avec un esprit pacifique et
libre de toute idée préconçue ; quand on commença à considérer
la symphyséotomie comme une opération venue pour enrichir
l'art et qui pouvait, dans de certaines limites, rendre moins fré-
quente et moins indispensable l'opération césarienne ou l'embryotomie ; lorsqu'il semble enfin que la discussion a acquis une
allure sérieuse et scientifique et paraît dépouillée de tout ce
fétichisme des partisans enthousiastes de l'opération et de toutes
les attaques injurieuses des adversaires passionnés ; quand enfin
la clinique semblait appelée à donner ou à enlever sa sanction
définitive à l'opération de Sigault, restreinte, dans ses justes limites, alors la symphyséotomie n'est pour ainsi dire plus expéri-
mentée.

Beaucoup d'auteurs continuèrent, il est vrai, à la discuter
théoriquement, mais tout en l'acceptant théoriquement ils s'ar-
rêtaient à la pratique et étaient effrayés de devoir la pratiquer.

« Aussi, affirme Mangiagalli, non seulement le silence de

« quelques-uns, la critique acerbe d'autres nuisit à cette opéra-
« tion, mais ce qui la jeta dans un discrédit profond, ce fut
« cette contradiction entre le dire et le faire que l'on peut cons-
« tater même chez ses partisans. »

En effet, cela est très juste, puisque presque tous les maîtres
de l'obstétrique française, les Capuron, les Gardien, Maygrier,
Velpeau, Moreau, Jacquemier, Murat, Bouchacourt, en ont
parlé, mais combien de fois l'ont-ils pratiquée?

D'autres objections ont surgi pour rejeter l'opération de la
symphyse hors du cadre des intervations obstétricales. Quels
étaient les résultats obtenus pour les mères, quelles étaient les
conséquences immédiates et les conséquences tardives ?

Toutes ces réflexions sont évidemment venues à l'esprit des
adversaires de l'opération quand les partisans fanatiques de
l'opération sigaultienne, entraînés par un enthousiasme exagéré,
voulurent l'appliquer dans les rétrécissements extrêmes et faire
naître des accidents qui influèrent tristement sur la mortalité
des mères et l'avenir de l'opération elle-même.

Quelles étaient les lésions que la symphyse pubienne peut
porter du côté des symphyses sacro-iliaques ? Objection d'une
valeur incontestée, mais nous devons ajouter que si la symphyséotomie est tombée en discrédit, ce n'est pas sous les objections
que l'on a élevées à propos de la question mécanique. Et Diffenbach contredisait nettement la vérité des faits quand il écrivait
que « des infiltrations purulentes, des nécroses, des caries ou
« encore le manque de solidité de la symphyse avec accompa-
« gnement de paralysie sont les résultats des opérations les
« plus heureuses de ce genre ».

Aujourd'hui, une telle crainte est exagérée et presque imaginaire, quand on la pratique dans ses justes limites en anesthé=

siant la femme avec le chloroforme, en empêchant ainsi ses mouvements désordonnés et les conséquences qui en pourraient naître.

Duncan de son côté exagérait, quand en exprimant sa conviction sur l'abandon trop rapide de la symphyséotomie et sur les changements qui surviennent pendant la gestation dans les symphyses pelviennes, il disait : « La crainte de produire des « lésions est probablement imaginaire puisque nous savons que « pour déterminer l'arrachement des symphyses sacro-iliaques, « après la section de la symphyse pubienne, il est nécessaire « d'employer une grande force. »

Empressons-nous d'ajouter qu'entre les opinions de Diffenbach et celles de Duncan il y a place pour la vérité : « In medio stat virtus » et que ces deux auteurs ont exagéré chacun dans leur sens les faits.

Asdrubal était bien plus logique quand, défendant l'opération d'accusations multiples, il s'écriait : « Ce n'est pas la symphyséo-« tomie qui enlève la vie aux mères, mais son emploi indistinct « et que malgré tout on doit borner. La symphyséotomie semble « avoir subi le même sort que le forceps de Chamberleyn, ce « forceps, que l'on considère aujourd'hui comme une ancre de « salut pour les malheureuses mères et les enfants en péril, « fut alors regardé, surtout par Mauriceau, comme un instru-« ment meurtrier, parce qu'il avait été appliqué intempestive-« ment. La symphyséotomie devint mortelle entre les mains de « ceux qni furent trop pressés et l'employèrent dans tous les « cas de rétrécissement du bassin, mais il n'en fut pas ainsi « entre les mains des opérateurs qui en fixèrent les limites et « qui en fixèrent ensuite les heureux résultats. »

Les auteurs n'ont pas souvent signalé une raison sur laquelle nous tenons à insister. Nous voulons parler de l'infection des femmes sur laquelle doivent être rejetés bien des méfaits que l'on a attribués à tort à l'opération elle-même. Combien de femmes ont succombé moins des suites de l'opération qu'à la septicémie elle-même, septicémie qui se manifestait sous toutes les formes sans qu'on prît garde à ses dangers alors ignorés de tous. Les observations ne manquent pas où l'on constate la mort survenue à la suite de « purulence généralisée ». Et l'on se demande comment quelques femmes ont survécu à certaines pratiques, comme la femme Souchot par exemple, qui le lendemain de l'opération faite par Sigault fut soumise au palper et au toucher de tous les commissaires chargés de vérifier le succès de l'opération. Tous ces doigts plongèrent dans la plaie, ils étaient nombreux et l'antisepsie n'était pas connue. Nous devons pourtant ajouter, qu'en 1803, Lescure, élève de Leroy, fit paraître une thèse où sont relatés des détails assez curieux sur le manuel opératoire et l'auteur insiste sur les soins préliminaires — bains, saignée, injections de vin chaud — sur la nécessité de tenir le ventre libre et sur la propreté des organes génitaux. Peut-on dire qu'à cette époque on soupçonnait déjà les dangers que pouvait entraîner avec elle la négligence ou l'absence des soins de propreté? Nous ne le croyons pas, car, jusqu'à l'avènement définitif de l'antisepsie, l'infection en faisant mourir bien des femmes continua encore pendant de longues années son œuvre de destruction.

Morisani, cherchant à expliquer les causes de l'abandon de l'opération, tire les conclusions suivantes :

1° Les résultats de la symphyséotomie ont été graves pour la mère quand l'opération a été pratiquée au-dessous des limites inférieures de son indication; 4 opérations faites dans ces conditions donnent 3 femmes mortes, mais dans ces 4 cas, le diamètre conjugué atteignait à peine 60$^{mm}$ ;

2° Les résultats ont été satisfaisants pour la mère quand l'opération a été maintenue dans les justes limites où elle est indiquée ; ainsi sur 31 femmes chez lesquelles le conjugué était de 65 à 75$^{mm}$ ou au-dessus jusqu'à 80$^{mm}$ on a obtenu 7 morts et 24 guérisons ;

3° Même dans les justes limites, on eut quelquefois de mauvais résultats, mais cela a tenu au moment du travail dans lequel on opéra ou au mode d'exécution ;

4° Les accidents consécutifs vinrent souvent des mauvais traitements subis par les parties génitales avant l'opération ;

5° La mort des enfants peut être attribuée aux moyens accessoires employés pour leur extraction plutôt qu'à l'opération elle-même.

Lovati, bien avant Morisani, avait assez bien exposé les raisons qui avaient fait presque oublier une opération accueillie auparavant avec tant d'enthousiasme. Cet abandon, selon lui, tenait à ce qu'autrefois l'opération de la symphyse avait eu un champ trop large et qu'on ne la pratiquait plus dès qu'on eut recours à l'accouchement prématuré artificiel et qu'enfin on pratiquait toujours la céphalotripsie parce que le temps opportun pour provoquer l'accouchement prématuré était passé.

Nous trouvons dans le *Lyon médical*, (n° 22 de 1874), que le professeur d'Erchia Piétro attribue l'abandon de cette opération à 3 causes : la première, c'est la règle acceptée en France et en Angleterre de toujours sacrifier l'enfant à la mère ; en second lieu l'intervention du céphalotribe de Baudelocque, supérieur lui-même au crochet des praticiens anglais ; enfin la vogue dont jouit maintenant l'accouchement artificiel, pratique qui permet d'éviter les conséquences fâcheuses d'une grossesse en l'arrêtant au terme voulu. A ces trois causes signalées par d'Erchia s'en joint une dernière plus importante, c'est le manque d'une règle précise indiquant aux chirurgiens quels sont les rétrécissements pelviens qui indiquent et quels sont ceux qui contre-indiquent la symphyséotomie suivie immédiatement de l'application de forceps.

Il importe de faire remarquer, comme du reste l'a très judicieusement fait observer M. Bouchacourt, que les faits suivants ont dû nécessairement restreindre le nombre ou la portée des opérations sur la symphyse :

1° L'accouchement prématuré artificiel, qui correspond à peu près aux mêmes exigences de dimensions dans les rétrécissements pelviens. C'est lui qu'on doit préférer toutes les fois qu'on a du temps devant soi et que le bassin mesure entre 65$^{mm}$ au moins et 85$^{mm}$ au plus.

2° L'introduction dans la pratique obstétricale du forceps à tractions soutenues, dont le principal mérite revient sans doute à Chassigny avec les dernières modifications de Joulin, Laroyenne. Poullet et de Chassagny lui-même a certainement agrandi le champ d'application de l'instrument primitif de Chamberleyn et de Levret aux dépens de l'opération césarienne et de la symphyséotomie plus particulièrement. Une meilleure théorie de l'action du forceps et les perfectionnements apportés soit dans sa construction, soit dans son mode d'application (Thénauce, Assalini, Stoltz, Tarnier), n'ont pas été sans exercer une heureuse influence dont on doit tenir compte dans la pratique.

3° A un autre point de vue, tout différent, il faut reconnaître aussi que les progrès introduits depuis ces dernières années dans l'opération césarienne, soit comme technique opératoire, soit comme traitement des suites de couches, par l'emploi vigoureux de l'antisepsie, par les résultats de l'opération de Porro, et d'une manière générale, par les succès récents de la chirurgie abdominale, ont agrandi le champ d'application de l'hystérotomie.

Chiara, dans une leçon faite à Florence, le 29 avril 1887, à l'Institut de la Maternité, leçon qu'a bien voulu nous communiquer notre collègue et ami, le D$^r$ Gigli, comparant les différents modes d'intervention, s'exprime ainsi : « Si avec la symphyséo-
« tomie on peut avoir un accouchement spontané quand on
« intervient dans un bassin de 75 à 80$^{mm}$, si avec la symphyséo-
« tomie on peut pratiquer une opération aussi inoffensive pour
« la mère que le forceps pratiqué antiseptiquement, il n'y a pas
« à hésiter : il faut renoncer à l'accouchement provoqué et
« pratiquer l'opération de Sigault. Mais, se demande-t-il, est-ce
« à l'opération par elle-même, est-ce aux défauts d'antisepsie
« scrupuleuse ou aux défauts d'harmonie qui sont entre ceux
« qui sont intéressés à défendre cette opération qu'est due la
« mortalité si élevée survenant presque toujours à sa suite? On
« arrive, sans sélection des cas, à 32 et 33 0/0 de mortalité
« pour la mère ; pour les enfants, il est très difficile de la juger
« parce que nous ne pouvons très bien connaître le sort de
« chacun d'eux après quelques mois. Si l'on fait la sélection,
« en mettant de côté tous les cas dans lesquels la mort de la
« mère n'est pas due à l'opération, nous avons une mortalité
« de 22 0/0.

« Si, d'un autre côté, on considère que le 20 0/0 des enfants
« n'arrivent pas à un âge où ils peuvent rendre service à la
« société, nous demandons si cette opération est vraiment utile
« lorsqu'elle produit la mort d'un bon nombre de mères sans

« offrir une compensation à la vitalité des enfants. Voilà
« pourquoi plusieurs accoucheurs hésitent à accepter cette
« méthode, voilà pourquoi la mortalité des enfants et de la
« mère leur donne beaucoup à réfléchir avant de la pratiquer,
« car cette opération exige un travail plus grave et présente
« plus de difficulté que les applications de forceps et que la
« version. » Telle était l'opinion de Chiara en 1887, nous
nous plaisons à croire qu'avec les nouvelles statistiques de
Novi et de Morisani, son opinion a changé et qu'il n'attribue
plus une place si peu marquée dans les interventions obstétricales à la symphyséotomie.

En avril 1892, le professeur Morisani, étudiant de nouveau
les raisons qui ont fait bannir de la pratique la symphyséotomie,
ajoute aux raisons dont nous avons parlé plus haut que « selon
« la phrase de Jacolucci, la statistique de la symphyséotomie
« comprend les résultats de l'opération et ceux des fautes des
« opérateurs ». Et ajoute-t-il, « je ne parle que pour mémoire
« des lésions de l'urèthre ou de la vessie consécutives à l'opé-
« ration, parce qu'il est de toute évidence que celles-là ne
« doivent pas être attribuées à l'acte opératoire, mais plutôt au
« manque de prudence de celui qui l'exécutait : *Del l'artefice
« son colpa et non del arte.* »

M. le professeur Pinard, dans sa leçon faite à la clinique au mois
de février 1892, ne s'est pas arrêté, dit-il, à discuter les causes
qui ont fait abandonner et condamner la symphyséotomie par le
plus grand nombre des accoucheurs, mais il se plaît à rappeler
que l'avènement de l'antisepsie a rendu possibles une foule
d'opérations jadis graves et que la symphyséotomie paraît être
du nombre.

Aussi nous nous plaisons à constater que si Mangiagalli

a été un prophète pour la symphyséotomie en Italie, lorsqu'il affirmait hautement que, grâce à l'antisepsie, le moment est des plus favorables pour que la symphyséotomie renaisse et reconquière sa place au milieu des opérations obstétricales, Murat ne s'était trompé que de 40 ans, lorsqu'il affirmait hautement en 1821 que, dans 30 ans, la symphyséotomie reconquerrait sa place lorsqu'on serait mieux fixé sur les avantages et les inconvénients de l'opération,

Aujourd'hui, grâce à l'antisepsie, à la connaissance approfondie du palper, aux ballons de M. Tarnier et de M. Champetier, la symphyséotomie est arrivée au summum de sa réhabilitation, mais elle ne devra pas exclure les autres interventions, il faudra dans certains cas pratiquer soit l'opération césarienne, soit la basiotripsie de l'enfant vivant; toutefois il est à espérer que la symphyséotomie en diminuera encore la fréquence.

# RÉSURRECTION DE LA SYMPHYSÉOTOMIE

Au commencement de notre ouvrage, à l'introduction même, nous avons manifesté le désir de nous attacher d'une façon particulière à la période qui marque la résurrection en France de l'opération de Sigault, après avoir résumé d'une façon aussi complète que possible l'histoire si intéressante de la symphyséotomie en Italie. Si maintenant nous faisons un chapitre spécial que nous intitulons « Résurrection de la symphyséotomie », c'est pour montrer l'influence extraordinaire que les maîtres italiens ont exercée non seulement sur les accoucheurs français, mais encore, nous pouvons bien le dire, sur les maîtres du monde entier.

Ce n'est pas en effet seulement en France que revit l'opération de Sigault, qu'on la repratique dans les écoles de Paris et de province, mais de toutes parts surgissent des travaux et des expériences et la question de la symphyséotomie est à l'ordre du jour.

Nous assistons en effet à un spectacle analogue à celui qu'il nous a été loisible d'observer en parcourant les travaux du siècle dernier, mais nous espérons que la production de cette fin de siècle sera plus fructueuse pour l'avenir de la symphyséotomie que n'ont été pour elle les œuvres du passé.

« Multa renascentur quæ jam cecidere... » chantait le poète de Venouse avec une mélancolique ironie et avant lui, Aristote paraphrasant le « nihil sub sole novum » de l'Ecclésiaste faisait entendre que probablement toute science avait été entièrement explorée et de nouveau entièrement oubliée. Si ces deux sentences touchent toutes les deux à un cycle certain de choses humaines, il faut admettre au moins aussi que le travail incessant que nous observons dans le champ scientifique ajoute un élément nouveau qui fait reparaître plus tard, sous des formes plus efficaces, une idée bouleversée par le temps ou tombée dans l'oubli.

C'est ce qui est arrivé pour la symphyséotomie; aujourd'hui que l'antisepsie permet sur le système articulaire les plus graves opérations avec une impunité presque absolue; aujourd'hui que les articulations du genou s'ouvrent pour l'extraction des corps mobiles et que l'on fait sans aucun danger la suture métallique de la rotule fracturée; aujourd'hui enfin, grâce à l'antisepsie, aux moyens de pelvimétrie, les accoucheurs, connaissant mieux l'anatomie du bassin et par suite les inconvénients d'une opération faite dans des conditions défectueuses, vont rendre la symphyséotomie si efficace qu'elle sera infiniment supérieure aux autres modes d'intervention qui dans le même champ d'action lui disputaient la préférence.

Au mois de décembre 1891, à la maison d'accouchements Baudelocque (clinique de la Faculté), M. le professeur Pinard, dans une leçon qui certainement fera époque, après avoir analysé les différents résultats donnés par l'embryotomie, par la basiotripsie et par l'opération césarienne, se demandait si en face de cette cruelle alternative : tuer des enfants bien portants ou faire courir à la mère les dangers encore redoutables de l'opération césarienne, il ne devrait rien faire pour suivre l'exemple et obtenir les résultats de ses collègues de Naples et essayait de réagir contre l'anathème formulé par Baudelocque, jugeant le moment des plus favorables pour pratiquer l'opération de Sigault. M. le professeur Pinard, dans cette leçon, après un court aperçu historique cherche à résoudre les trois questions suivantes :

1° Peut-on, par la symphyséotomie, obtenir sans lésions graves un agrandissement notable du bassin et quel peut être cet agrandissement ?

A cette première question, M. Pinard répond par des expériences qu'il a faites avec l'aide de son chef de clinique, M. Varnier, et de M. le professeur Farabeuf, expériences que nous relaterons au chapitre qui a trait à l'étude expérimentale.

2° La symphyséotomie est-elle à la portée de tous les accoucheurs et comment doit-on la pratiquer?

A la première partie de cette question, qu'il nous soit permis de répondre et d'émettre notre humble avis : en tant qu'opération, la section de la symphyse ne présente aucune difficulté, mais nous pensons qu'elle ne doit pas être mise à la portée de tous et que le médecin praticien ne doit pas mettre dans sa trousse aussi facilement le bistouri recourbé pour la pratique de cette opération que l'instrument nécessaire à la trachéotomie et cela nous est prouvé par les récents insuccès (notés par nous aux statistiques) survenus entre les mains d'accoucheurs expérimentés.

Nous réservons pour le chapitre du manuel opératoire la deuxième partie de cette question.

Enfin, dans un troisième et dernier paragraphe, il envisage les suites de l'opération relativement à la consolidation du bassin, à la station debout et à des grossesses ultérieures.

Aux séances des 15 et 22 mars 1892, M. Charpentier fait une communication à l'Académie de médecine où il expose qu'arrivant de Naples, après avoir vu les représentants éminents de l'art obstétrical italien et constaté les résultats obtenus par eux, il accorde à la symphyséotomie le pouvoir de sauver presque à coup sûr la mère et l'enfant et permet d'éviter ainsi à l'accoucheur la cruelle nécessité de sacrifier un enfant ou d'attendre lentement sa mort au grand détriment de la mère, s'il ne peut se décider à pratiquer la céphalotripsie tant que les battements du cœur viennent prouver la persistance de la vie fœtale.

A la séance du 22 avril 1892, M. le professeur Pinard fait une communication à la Société obstétricale de France sur trois symphyséotomies pratiquées dans son service. Depuis, neuf symphyséotomies ont été pratiquées dans le service de M. le professeur Pinard, soit par lui-même, soit par ses élèves (Wallich, *Bulletin médical*, 23 octobre 1892).

A l'Académie de médecine, dans la séance du 28 juin 1892, M. le professeur Tarnier fait une communication sur une opération de symphyséotomie pratiquée par lui à la clinique de la rue d'Assas.

Nous résumons ainsi l'observation :

Femme âgée de 31 ans, rachitique, bassin mesurant 9$^{cm}$ dans le diamètre promonto sous-pubien. Les trois premiers accouchements de cette femme furent terminés par une céphalotripsie, et le quatrième jour par une basiotripsie; ce fut pour le cinquième accouchement que M. Tarnier pratiqua à 8 mois la symphyséotomie. Les suites de l'opération furent des plus simples et la malade sortit de l'hôpital marchant aussi facilement que par le passé.

Le 19 juillet 1892, M. Porak présentait à l'Académie de
médecine une femme ayant subi la symphyséotomie ; il s'agissait d'une rachitique à terme et en travail : le bassin asymétrique présentait un rétrécissement du diamètre promonto-sous-
pubien mesurant 96$^{mm}$; une application de forceps infructueuse
démontrait qu'il était impossible de terminer l'accouchement
sans faire courir des risques sérieux soit à la mère, soit à l'enfant; la réunion de la plaie se produisit par première intention
la symphyse était solide dès le septième jour et, cinq semaines
après l'accouchement, la marche se faisait aussi bien qu'avant
l'opération.

M. le D$^r$ Porak a pratiqué une autre symphyséotomie : il
s'agissait d'une femme cyphotique dont nous n'avons pu avoir
les dimensions du bassin. Le résultat, après l'opération, fut satisfaisant pour la mère et l'enfant.

A. Marseille, le D$^r$ Pantaloni pratiqua une symphyséotomie,
mais nous n'avons pu avoir de renseignements sur cette opération.

Au premier congrès international de gynécologie et [d'obstétrique tenu à Bruxelles du 14 au 17 septembre 1892, M. Porak
tire les conclusions suivantes de deux opérations de symphyséotomie pratiquées avec succès pour la mère et pour l'enfant :

La symphyséotomie constitue, avec l'opération césarienne,
une opération conservatrice de l'enfant sans faire courir à la
mère les risques de cette grave intervention.

L'étendue de ses indications constitue un problème dont les
éléments sont complexes, aussi bien quant au degré et à la
variété du vice de conformation pelvienne, qu'en ce qui est relatif à l'appréciation du volume de l'enfant. La limite inférieure
du degré de rétrécissement est encore sujette à discussion ; il

sera prudent, pour fixer sa limite supérieure, de recourir dans les cas douteux à une application de forceps qui fournira avec précision l'impossibilité de franchir le rétrécissement sans compromettre la vie de l'enfant. Le champ de l'embryotomie se trouve donc circonscrit [d'une façon presque générale au cas où l'enfant est mort.

L'expérimentation sur le cadavre fournit les notions nécessaires à fixer la pratique du manuel opératoire. Le ligament triangulaire est puissant et inextensible et ne permet qu'un très faible écartement angulaire de la symphyse tant qu'il est conservé.

Lorsqu'on porte en abduction les cuisses, surtout d'une façon brusque, après la section du ligament triangulaire, il se peut que la diastasis d'une des articulations sous-iliaques se produise avec une lésion du ligament antérieur après un très faible écart des pubis. La diastasis ne se produit sur la seconde articulation sous-iliaque qu'après un écart plus considérable des pubis, mesurant de 7 à 8 centimètres. Il se forme alors sur le tissu cellulaire post-pubien des tiraillements tels qu'on peut craindre des lésions des voies urinaires, surtout de l'urèthre. La réparation des lésions de diastasis sous-iliaque semble plus facile que celle des lésions pubiennes.

On a proposé de nombreux procédés opératoires, mais, en réalité, les plus simples, accomplis avec le bistouri, sont les meilleurs. Ils sont différents suivant qu'on opère la malade dans le décubitus dorsal, parce qu'on rapproche d'une façon plus certaine l'un des pubis de l'autre.

La symphyséotomie ne présente ordinairement pas de complications graves; il se produit quelquefois, immédiatement après l'opération, une hémorrhagie ordinairement modérée; la fièvre est nulle ou négligeable, l'incontinence d'urine rare ou habituellement de courte durée, l'échec de la réunion de la plaie par première intention est également possible.

Tardivement, la conséquence qui a le plus préoccupé à priori, consistait en la possibilité et la persistance de la mobilité des articulations pelviennes et dans la gène consécutive de la marche. Dans les deux cas dont je viens de parler, quoique la mobilité des articulations ait été certainement plus prononcée qu'à l'état normal, la marche s'est accomplie facilement, et la douleur aux symphyses est restée nulle ou légère, aussi bien à la suite de la pression qu'à la suite de la fatigue.

Nous trouvons dans la *Loire médicale* du 15 octobre 1892, le récit d'une opération pratiquée à l'Hôtel-Dieu de Saint-Étienne par M. le D^r Duchamp et qui est rapportée par le D^r Fernand Merlin, interne des hôpitaux. Comme nous n'avons trouvé relatée dans aucune statistique cette observation, nous allons essayer de la résumer.

M. Merlin s'exprime ainsi : « Si le résultat de cette opération « n'a pas été aussi heureux et aussi complet que possible, la « cause unique est dans cette tendance toute naturelle, quoique « injustifiée parfois, dans cette crainte même qu'on éprouve de « rompre trop brusquement avec les anciennes méthodes.

« Femme âgée de 23 ans, dans ses antécédents personnels, stig-« mates de rachitisme, primipare, à terme, entrée à l'hôpital le « 14 mai, dernière règle : 21 août 1891, premières douleurs apparues « le matin de son entrée, femme de petite taille, membres inférieurs « présentant une courbure rachitique très accentuée, mensuration « externe du bassin donne :
« Diamètre bis-iliaque antéro-supérieur, 26^cm.
« Diamètre entre les deux crêtes iliaques, 26^cm,5.
« Diamètre de Beaudelocque, 16^cm,3.

Par la mensuration digitale, le promonto-sous-pubien est de 7<sup>cm</sup> 1/2 environ ; le lendemain matin (la dilatation était depuis la veille d'une pièce de cinq francs), la rupture spontanée des membranes s'étant produite à 8 heures du matin, M. Duchamp applique à 11 heures pour la compléter un ballon de Champetier de Ribes ; contractions utérines deviennent énergiques et le ballon apparaît à la vulve au bout d'une heure ; à 1 heure 1/2, la malade est *anesthésiée à l'éther*, on tente une application de forceps, mais les tractions quoique très énergiques, restent infructueuses ; M. Duchamp pratique alors la symphyséotomie.

La femme est placée dans le décubitus dorsal, au bord du lit. On fait avec le bistouri, sur la ligne médiane sterno-clitoridienne, et exactement au milieu du pubis, une incision de la peau de 6 à 8 centimètres qui aboutit un peu au-dessus du clitoris. Puis, on sépare, vers l'extrémité supérieure de la plaie, les muscles pyramidaux, et on pénètre avec le doigt en arrière du pubis, par le bord supérieur de l'articulation. Cette dernière manœuvre est importante, car elle permettra dans un instant de protéger la vessie avec le doigt, pendant la section de la symphyse. Cette section est pratiquée avec un bistouri boutonné de haut en bas. Le ligament sous-pubien est sectionné en dernier lieu.

Aussitôt après, les pubis s'écartent de 6 centimètres et le forceps, qui n'a pas été eulevé, permet d'extraire l'enfant avec une extrême facilité.

La délivrance arrive au bout de dix minutes et on fait alors les sutures avec le simple crin de Florence. La plaie est ensuite recouverte d'un pansement antiseptique et le bassin entouré d'une ceinture plâtrée pour que la consolidation s'effectue d'une manière parfaite.

Mais l'enfant respire difficilement et ce n'est que grâce aux bains chauds et froids répétés, à l'insufflation bouche à bouche avec le tube de Ribemont, aux flagellations nombreuses qu'on arrive à le faire vivre.

La prise de forceps a été oblique, car la tête présente au niveau du frontal droit une dépression caractéristique. Il existe également une légère paralysie de la joue gauche et un certain chevauchement du pariétal droit sur le gauche.

Les diamètres de la tête ont comme dimensions :

```
B P, 10,5            S O B, 10
B T,  8              F   M,  8
O F, 11,5            T   B,  9,5
```

Le 17 mai, l'enfant meurt le matin ; il a vécu 35 heures.

Les suites de l'opération ont été relativement simples pour la mère et si une escharre produite au niveau du coccyx par le bandage plâtré n'avait compliqué légèrement la situation, la guérison eût été définitive au bout d'une quinzaine de jours. Néanmoins la température est toujours restée normale et, au commencement de juillet, la malade est complètement rétablie.

Après avoir essayé de justifier l'opération en établissant une comparaison entre la craniotomie, l'opération césarienne et la symphyséotomie, M. Merlin ajoute : « La symphyséotomie par sa simplicité et les chances de survie qu'elle laissait espérer pour le fœtus devenait donc l'opération de choix. »

Après avoir plaidé la cause de la symphyséotomie il cherche à expliquer la mort du fœtus :

« Dans notre cas, dit-il, la mère a guéri rapidement mais l'en-
« fant est mort après 35 heures.

« Un semblable résultat n'était-il pas à prévoir, peut-on nous
« dire, et n'était-il pas préférable d'éviter à la mère les risques
« toujours graves d'une opération nouvelle et délicate, malgré
« tout?

« Nous répondons de suite ; l'enfant était bien conformé ; il
« devait vivre et s'il a succombé nous n'attribuons qu'une cause
« à sa mort : la violence même des tractions du forceps. Et la
« preuve c'est que l'enfant portait les traces d'une cuiller sur le
« frontal droit ; qu'il existait un chevauchement du pariétal droit
« sur le gauche et de ce même coté une légère paralysie de la
« face. Ainsi donc, le désir trop accentué de montrer l'urgence
« absolue de la symphyséotomie par la mise en évidence de

« l'inefficacité du forceps nous a malheureusement conduit à en
« compromettre les résultats. Ceci prouve que, dans l'appli-
« cation préalable du forceps, on doit se borner à des tractions
« modérées et qu'il ne faut pas insister quand le degré du rétré-
« cissement est connu. »

Il nous semble que cette observation renferme un enseignement des plus précieux, aussi nous n'insisterons pas, elle en
dit assez par elle-même.

Nous avions appris, pendant un court séjour à Lyon, que la
symphyséotomie avait été pratiquée dans le service de M. le professeur Fochier à l'hôpital de la Charité de cette ville; à notre
retour à Paris nous avons écrit à M. le professeur Fochier qui a
bien voulu se rendre à nos sollicitations et nous a donné les renseignements suivants que nous citons textuellement :

La symphyséotomie fut pratiquée par le chef de clinique de
M. Fochier sur une femme arrivée au terme de la grossesse
et présentant un rétrécissement cylindrique.

L'enfant pesait plus de quatre kilogrammes. L'écartement fut
énorme et la vessie fut largement déchirée. On fit la suture vé-
cicale, mais ayant une hémorrhagie de la délivrance, l'opération
dura très longtemps et la malade mourut trois heures après.

« Dernièrement, nous écrit M. Fochier, j'eus à essayer une
« symphyséotomie sur une malade présentant un rétrécissement
« extrême du bassin et sur laquelle je provoquai l'accouchement
« prématuré à sept mois. Je fis l'incision mais ne pus arriver à
« disjoindre la symphyse, je n'avais ni ciseaux, ni scie à chaîne;
« j'avais d'ailleurs promis à la malade de ne rien faire de dan-
« gereux pour elle, et il aurait fallu un écartement énorme
« d'ailleurs pour permettre de passer à un fœtus de sept mois : je
« fis la basiotripsie. La plaie opératoire ne donna lieu à aucun

« incident, bien que j'eusse essayé de pénétrer dans la symphyse
« par la face postérieure. La malade se leva le huitième jour. »
(*Lettre particulière du 16 novembre 1892*).

Nous voulons ici rapporter une observation inédite due à
l'extrême obligeance de M. le D^r Guéniot à qui nous adressons
l'expression de notre respectueuse gratitude pour le bienveillant
accueil qu'il a bien voulu nous faire et l'affabilité avec laquelle
il s'est empressé de nous communiquer son observation.

Nous la donnons *in extenso*, car l'opération, telle que l'a pratiquée M. le D^r Guéniot dans des conditions semblables, n'a pas
donné jusqu'à présent de résultats aussi favorables pour la mère
et pour l'enfant.

*Primipare âgée et à terme affectée d'une luxation avec ankylose du
fémur gauche. Bassin très rétréci, ne mesurant que 75 ^{mm} dans son
diamètre promonto-sous-pubien, symphyséotomie. Enfant vivant et
guérison de la mère.*

Le 6 octobre 1892, vers 3 heures du soir, entre à la Maternité une
parturiente en travail depuis 8 heures du matin. C'est une primipare
âgée de 34 ans, de très petite taille (1^m,30 environ), estropiée depuis
l'enfance et ne marchant qu'à l'aide d'une béquille et d'un béquillon.
Son bassin est, en outre, profondément vicié ; ce que voyant, mon
interne, M. Potel, me fait mander d'urgence pour aviser aux moyens
de la délivrer.

A 4 h. 1/2 du soir, voici ce que nous constatons :

Aspect de santé très satisfaisant ; pas d'albuminurie, ni d'œdème,
sauf à la jambe gauche où l'enflure existe depuis des années. Luxation et ankylose du fémur gauche, datant de l'enfance. La cuisse,
fixée dans l'adduction, masque en partie la vulve : son volume dé
passe d'un tiers le volume de la cuisse droite. Claudication et marche
très difficile, ainsi qu'il a été dit plus haut.

Le bassin présente une inclinaison exagérée en avant. Généralement petit, il se montre surtout vicié au détroit supérieur, par suite
de la projection de l'angle sacro vertébral. Le diamètre *promonto-sous-*



7

*pubien* mesure exactement 75^mm. C'est, pour le *diamètre droit* ou sus pubien, une longueur de 60 à 63^mm seulement. A l'inverse de ce qui s'observe le plus communément, la moitié gauche de l'excavation, c'est-à-dire celle qui correspond à la luxation, offre des dimensions plus réduites que celles de la moitié droite, correspondant au membre sain.

Travail modérément actif; membranes rompues depuis près de quatre heures (vers midi 3/4). Dilatation très incomplète encore, mesurant environ 6^c 1/2. Présentation du sommet en position **O. I. G. T.** Le crâne restant au-dessus du détroit supérieur et n'appuyant pas sur l'orifice, celui-ci ne s'agrandit que très lentement. Les bruits du cœur fœtal s'entendent très nets et réguliers en avant et un peu à droite.

La parturiente compte donc environ huit heures de travail; elle n'offre encore aucun symptôme de dépression; son état général reste bon; on pressent, néanmoins, que la fatigue ne tardera pas à se manifester. La dernière menstruation ayant eu lieu du 1^er au 4 janvier, le terme de neuf mois se trouve conséquemment actif.

Dans ces conditions, quel parti convenait-il de prendre? L'extraction d'un enfant vivant par les voies naturelles était chose manifesment impossible. Dès lors, je ne pouvais choisir qu'entre la section césarienne et la symphyséotomie. C'est à cette dernière que je donnai la préférence. Mais, vu le degré de rétrécissement (60 à 63^mm), ce ne fut pas sans grande perplexité; car, il était à craindre que, même avec la section de la symphyse, l'espace demeurât encore trop restreint pour mener à bien l'accouchement.

*Opération.* — Les voies génitales et la région pubienne ayant été mises en état, la patiente fut chloroformisée, la vessie vidée et le forceps appliqué sur la tête de l'enfant. Il était alors 5 h. 1/2 du soir. Je commençai aussitôt la section des parties molles : incision de 5^cm seulement qui s'étend du sommet de la symphyse au corps du clitoris, en déviant un peu à droite pour éviter la lésion de ce dernier. Une artériole sous cutanée est pincée et le sang veineux, que donne la plaie, facilement réprimé. L'indicateur gauche, fixé sur le haut de la symphyse, sert de guide au bistouri (le bistouri boutonné ordinaire) qui entame les éléments fibreux de l'articulation. Je continue ensuite, de haut en bas et d'arrière en avant, la section de ces tissus sans aucune entrave. On entend nettement un bruit caractéristique. C'est le toucher et l'ouïe qui me fournissent ainsi la meilleure orientation. La vue ne m'est, pour ainsi dire, d'aucun secours; car le sang veineux qui remplit la plaie masque complètement la symphyse. En faisant porter graduellement les cuisses dans l'abduction, les pubis se disjoignent aussitôt. Quelques tractus fibreux, échappés en bas à la section primitive, sont secondairement divisés, et j'obtiens sans difficulté un écartement de 6<sup>cm.</sup> Des tampons d'ouate aseptique, plongés dans la profondeur de la plaie, suffisent à réprimer d'une manière complète l'hémorrhagie veineuse.

Des tractions prudentes sont alors exercées sur le forceps; peu à peu, avec lenteur, la tète fœtale s'engage dans l'excavation, entraînant avec elle tout le segment inférieur de l'utérus. L'orifice, encore incomplètement dilaté, oppose ensuite une résistance qui prolonge beaucoup la durée de l'extraction. En y comprenant les instants de repos, c'est seulement au bout de vingt minutes que la tète finit par franchir tout à la fois la vulve et l'orifice utérin visible au dehors.

L'enfant, de moyen volume, respire immédiatement et se met presque aussitôt à crier.

Ainsi finie, l'opération a duré vingt-cinq minutes, à savoir : quatre minutes pour la symphyséotomie proprement dite, un peu plus de vingt minutes pour l'extraction de l'enfant.

Injections vaginales et utérines. lotions vulvaîres ; puis, délivrance naturelle. Deux injections hypodermiques d'ergotine sont faites par précaution. Mais la malade ne perd pas l'écoulement sanguin tout à fait normal est des plus modérés. Quoique la muqueuse vulvo-vaginale soit contuse et fissurée en de nombreux endroits, ces lésions sont toutes superficielles; le périnée a pu être conservé intact. Afin de protéger les dénudations contre toute souillure et, en même temps, de remonter l'utérus abaissé, j'applique dans le vagin un tampon de gaze iodoformée et, sur la vulve, un placard de coton phéniqué.

Enfin, après sa toilette antiseptique, je suture la plaie prépubienne avec un fil de soie tressée (six points de suture). Poudre d'iodoforme et gaze iodoformée; gâteau d'ouate aseptique et bandage serré autour du bassin, bandage formé d'une pièce de laine large de vingt centimètres et assez longue pour faire quatre fois le tour des hanches. Un lien circulaire maintient les cuisses rapprochées l'une de l'autre; puis, la patiente est placée dans une gouttière de Bonnet.

Alimentation et boissons très restreintes : un peu de bouillon, de lait et de grog jusqu'au lendemain.

Quant à l'enfant, c'est un garçon bien vivace, du poids de 3,100 grammes. Les dimensions de sa tête sont les suivantes :

Diamètre occip.- frontal = 11 $^{cm}$ 1/2.

Diamètre occip.-menton = 12$^{cm}$.

Diamètre bi-pariétal = 9$^{cm}$ 1/2.

Diamètre sous-occip.- breg. = 9$^{cm}$ 1/2.

Il porte une paralysie faciale légère dn côté droit.

*Suites de l'accouchement.* — *Le 7 octobre* (15 heures après l'opération), la malade se trouve absolument bien ; température 36°7, visage naturel, langue nette, appétit; pas de souffrance, nuit très bonne. — Cependant, elle n'a pas uriné ; cathétérisme rendu très difficile par les hâchures de la muqueuse vulvaire ; 300 grammes d'urine limpide.

Extraction du tampon vaginal qui n'est pas renouvelé ; injection antiseptique vagino-utérine. Comme précédemment, alimentation très légère avec des liquides.

Dès le soir du même jour (24 heures après l'opération), la malade urine spontanément avec abondance et sans douleur; la température et le pouls sont normaux; son état reste excellent.

*Le 8 octobre* : mêmes conditions, de tous points satisfaisantes, temp. 36° 7, miction spontanée, nuit très bonne; la plaie suturée offre le meilleur aspect ; mais les grandes lèvres sont œdématiées et très sensibles aux contacts.

Les suites ultéreures furent marquées : *a*, par une légère élévation de température (37° 6, 38°) les 7°, 8° et 9° jours; *b*. par la persistance jusqu'à la troisième semaine, de l'œdème de la grande lèvre droite, alors que la gauche était revenue à son volume ordinaire; *c*. par un œdème très accusé de tout le membre inférieur gauche. œdème qui nous fit penser un instant à l'existence d'une phlegmatia; *d*. par une incontinence d'urine qui dura plusieurs jours ainsi qu'un sentiment de gêne et de plénitude abdominale survenu au commencement de la deuxième semaine; *e*. enfin par une rougeur erythémateuse de toute la région génito-crurale.

Mais l'évolution de ces divers accidents nous montra qu'ils étaient dus à des causes exemptes de gravité et purement accidentelles: ainsi : l'érythème génital à l'abus des applications d'iodoforme ; la gêne abdominale et l'incontinence d'urine, à la striction exercée par le bandage sur la paroi du ventre ; l'œdème persistant de la grande lèvre droite et celui du membre inférieur gauche, aux entraves apportées à la circulation par les pressions de la gouttière de Bonnet. Dès que celle-ci fut abandonnée (le 18ᵉ jour), les organes infiltrés diminuèrent promptement de volume et reprirent, en quelques jours, leurs proportions habituelles.

Il convient de rappeler ici qu'une obliquité exagérée du bassin en avant, jointe à la luxation du fémur gauche en dehors, donne à l'extrémité inférieure du tronc une grande irrégularité de forme. L'application des moyens contentifs présentait ainsi des difficultés inaccoutumées.

Malgré ces incidents, la malade ne cessa d'avancer régulièrement vers la guérison. Et, de fait, dès le 20ᵉ jour, celle-ci pouvait être considérée comme acquise ; car la plaie était depuis longtemps cicatrisée (ablation des fils les 7ᵉ et 9ᵉ jours), les voies génitales s'étaient complètement réparées, l'utérus avait repris sa position et le flux lochial était tari depuis plus d'une semaine. Si le séjour au lit fut exigé pendant une douzaine de jours encore, c'est en raison de l'infirmité ancienne qui rendait la patiente si malhabile dans la marche.

Aujourd'hui, 15 novembre (40 jours après l'opération) voici les particularités que nous fournit l'examen. La cicatrice de la plaie prépubienne est réduite à la longueur de deux centimètres et si peu perceptible qu'il faut apporter beaucoup d'attention pour la voir. Toute trace de lacérations vulvaires et vaginales a disparu. J'ai déjà dit que le périnée était resté intact, le col utérin lui-même, revenu bien en place, présente un contour régulier presque exempt d'encoche. Le diamètre promonto-sous-pubien n'a pas varié ; il mesure 75ᵐᵐ comme avant l'opération.

La symphyse pubienne a recouvré sa solidité et le doigt, pendant la marche, n'y perçoit pas de mobilité. Sauf de la faiblesse des membres inférieurs, encore survivante par suite d'une longue inaction, l'accouchée ne se sent pas plus inhabile à marcher que par le passé. Cependant, au lieu d'un bourrelet saillant sur la face postérieure de la symphyse, on constate une dépression longitudinale qui indique l'absence d'un contact immédiat entre les surfaces osseuses. Fermez votre main gauche et appliquez sur elle la face palmaire de votre indicateur droit, juste au niveau de l'interligne qui sépare les phalanges du medius et de l'index, vous percevrez ainsi une sensation de vide, presque en tout semblable à celle que donne l'exploration de la symphyse sur sa face postérieure. La consolidation s'est donc faite à l'aide d'un tissu fibreux moins serré que n'était l'ancien. Aussi, quoique complètement restaurée au point de vue fonctionnel, cette symphyse ne paraît pas avoir recouvré, au point de vue anatomique, toute son intégrité primitive. Vu les circonstances de l'opération, ces résultats n'en sont pas moins des plus heureux pour la mère comme pour l'enfant.

Celui-ci, en effet, promptement guéri de sa paralysie faciale, n'a cessé de s'accroître depuis la naissance : son état est aujourd'hui très prospère, le poids de quatre kilos sera prochainement atteint.

Le 1ᵉʳ juillet 1892, M. Desforges soutenait sa thèse inaugurale sur le sujet suivant : *Recherches historiques et critiques sur la symphyséotomie*. L'auteur, dans un travail très consciencieux, étudie particulièrement la symphyséotomie ancienne et consacre plusieurs chapitres à la première opération de Sigault et à la lutte entre les césariens et les symphysiens; il nous fait assister à cette polémique et son récit parsemé de vers et d'anecdotes est intéressant à lire, mais il s'arrête à l'histoire de la symphyséotomie antiseptique.

Dans la *Revue pratique d'obstétrique et de pædiatrie* de juillet et août 1892, M. le Dʳ Varnier publiait un travail sur la symphyséotomie. Dans la première partie, l'auteur ne fait que résumer la thèse de M. Desforges, puis dans la seconde il explique comment M. le professeur Pinard, cédant aux sollicitations de Spinelli, chargé de plaider la cause de la symphyséotomie auprès des accoucheurs français, commençait sa campagne en faveur de cette opération et pratiquait de nouveau la symphyséotomie ; puis après avoir établi un parallèle entre les statistiques de Spinelli pour la symphyséotomie et celle de Léopold pour l'embryotomie céphalique, l'auteur termine en donnant un

court aperçu des expériences pratiquées par lui et M. le professeur Farabeuf et dont M. le professeur Pinard avait déjà fai
mention dans sa leçon de décembre 1891.

Le *Centralblatt fur gynäkologie* relatait au mois de juillet 1892
deux opérations sur la symphyse pratiquées avec un résultat
satisfaisant pour la mère et l'enfant à la clinique de gynécologie de Dresde par Léopold ; les deux cas sont rapportés
aux statistiques, nous nous bornons à relater ici l'opinion de
Léopold sur l'opération de Sigault que nous traduisons textuelement : « Plus j'ai pratiqué d'opérations césariennes dans ces
« dernières années, moins j'ai été satisfait de l'opération mal
« gré les bons résultats constants pour la mère et l'enfant ;
« l'ouverture de deux voies totalement contre nature (abdomen
« et utérus) dans les cas d'indication absolue m'a toujours sem
« blé un remède malheureux dans les cas d'indication relative,
« et toujours j'ai reporté mon attention sur le rôle utile que l'on
« pouvait faire jouer aux voies naturelles pour faciliter un
« accouchement.

« Les résultats remarquables de la symphyséotomie publiés
« dans ces derniers temps par les cliniques de Morisani, à
« Naples, et de Pinard, à Paris, m'engagèrent à l'appliquer aussi
« dans des cas appropriés afin de me former un jugement per
« sonnel sur cette opération ancienne et rejetée.

« Aussi je saisis la première opération qui se présentait sur
« deux multipares dont les bassins présentaient les indications
« relatives à l'opération césarienne. Au lieu de cette dernière
« opération, je pratiquai dans ces deux cas la section de la
« symphyse avec les meilleurs résultats pour la mère et l'en
« fant ; je constatai que l'opération était facilement exécutable
« et ne peut nullement être comparée, sous le rapport des dan-

« ger. qu'elle comporte, avec l'opération césarienne ou une
« laparotomie.

« La symphyséotomie doit, lorsque le forceps et la ver-
« sion ne peuvent être pratiqués, remplacer la perforation
« de l'enfant vivant et l'opération césarienne à indications
« relatives.

« Mon impression est que le champ de l'opération césarienne
« doit être considérablement réduit et restreint aux limites où
« elle aurait dû toujours être confinée, c'est-à-dire dans les cas
« de rétrécissement absolu du bassin (6$^{cm}$ conjugata vera et au-
« dessous pour les enfants à terme).

« La mortalité, après la section césarienne, est du reste plus
« grande qu'après la perforation et la symphyséotomie et ce
« fait n'est pas modifié par la faible mortalité de 0 % à 5 % de
« quelques opérateurs isolés. »

Léopold pratique l'opération suivant le procédé employé par
les Italiens, mais il n'est pas partisan de sectionner toujours la
symphyse entière puisque selon lui, après avoir fait la section
de la moitié ou des trois quarts, ses extrémités supérieures s'é-
cartent déjà de 3$^{cm}$.

Léopold emploie la suture osseuse et maintient le bassin dans
une sangle très large munie d'une boucle qui est serrée davantage de jour en jour.

Dans le même journal, nous trouvons un travail du D$^r$ Mul-
lerheim, assistant à la clinique de gynécologie de Strasbourg.
Il rapporte le cas de symphyséotomie pratiquée par Freund à
Strasbourg et dont nous parlons aux statistiques. Le travail de
Mullerheim ne présentant aucun intérêt, nous nous dispensons
de le commenter.

*The American Journal of Obstetrics* d'octobre 1892 publie un article de Robert P. Harris de Philadelphie, nous l'analysons rapidement.

Harris essaie de justifier le titre qu'il donna en 1883 à un article paru dans *Jour. of the Medic. Science* et intitulé « The revival of the symphysiotomy in Italia ». M. le professeur Bouchacourt ne trouva pas le titre exact ajoutant que cette opération n'avait jamais été abandonnée en Italie.

Harris prouve l'exactitude de son titre en montrant que, de 1858 à 1865, on ne trouve pas trace de symphyséotomies dans le monde entier et que le premier qui opéra après cet intervalle, fut le professeur Belluzzi dont les deux opérations ne furent pas mentionnées en 1874 dans l'*Histoire de l'obstétrique en Italie* de Corradi.

Harris rapporte les différentes observations pratiquées par les accoucheurs contemporains et donne comme indications celles données par Morisani et Caruso.

Après avoir analysé les statistiques, il cherche à réhabiliter l'opération dans les États-Unis et demande que les chirurgiens obstétricaux américains la pratiquent eux-mêmes bientôt.

Les *Archives de tocologie et de gynécologie* publient un travail fait à Louvain au mois d'août 1892 par M. le D$^r$ Hubert (de Louvain) qui rappelle que les bénéfices de l'opération se trouvent indiqués dans le cours de L. Hubert (1863) et que les nouvelles recherches n'ont rien appris de nouveau sous ce rapport. L'auteur indique rapidement deux circonstances où l'opération lui apparaît comme ce qu'il y a de mieux et nous le citons textuellement :

« Voici une femme *à terme* dont le bassin mesure 75$^{mm}$. La « pubiotomie, depuis que nous la savons presque inoffensive, « nous paraît préférable à toutes les ressources dont l'art dis-

« pose, puisque, tout bien pesé, c'est elle qui offre à la mère et
« à l'enfant le minimum de mauvaises chances.

« En effet : la *version* est souvent funeste à l'enfant qui,
« retourné, est sûrement perdu si la tête ne passe pas tout de
« suite ;

« Le *forceps* ordinaire dans un bassin de 75$^{mm}$ meurtrit
« la mère et agit à peu près comme un céphalotribe sur
« l'enfant ;

« Les *tractions mécaniques*, supérieures aux tractions manuel-
« les, parce qu'elles permettent de terminer avec un moindre
« déploiement de force, font encore courir de grands risques à
« l'enfant ;

« Le *levier flamand* exige une grande habileté de main et dé-
« ploie tout son effort en prenant ses points d'appui sur les deux
« intéressés ;

« Enfin, au point de vue de la sécurité de la mère, la *section
« césarienne*, même la plus parfaite, n'est pas comparable à la
« section des pubis.

« Nous ne parlons pas de l'*embryotomie*, illégitime sur un
« enfant vivant.

« *Avant terme*. La division de la symphyse, qui élargit le
« bassin de 1 1/2 à 2$^{cm}$, recule d'autant les limites et les bienfaits
« de l'accouchement prématuré artificiel. Supposons un bassin
« de 5 à 6$^{cm}$ : à le fendre vers 7 mois on a toute la chance de
« donner à cette femme, vouée à la gastrotomie, un enfant
« vivant. »

Dans le *Bulletin médical* du 23 octobre 1892, M. le D$^r$ Wallich faisait paraître un article intitulé : « Une nouvelle opération
« d'urgence : La symphyséotomie. »

M. le D$^r$ Wallich s'attache à prouver que tout praticien doit savoir faire à l'heure qu'il est l'opération de la symphyse et oublier l'opération césarienne et la céphalotripsie. C'est selon lui un procédé opératoire d'urgence, à la portée de tous et praticable partout.

Dans cette opinion il y a en vérité une exagération qui rappelle celles de la fin du siècle dernier; on voit déjà la tendance que l'on a à exagérer les limites de l'opération. Il ne faut pas oublier l'opinion de Morisani : « La symphyséotomie finit où « commence l'opération césarienne. »

A l'heure qu'il est, ces deux opérations ont chacune leurs indications nettes et précises et c'est pour avoir méconnu autrefois ces indications que l'opération est tombée en discrédit.

A la séance du 10 novembre 1892, M. le D<sup>r</sup> Porak faisait, à la Société obstétricale et gynécologique de Paris, une communication sur un cas intéressant que nous relatons.

Il s'agissait d'une femme ayant eu trois accouchements antérieurs à terme. Les enfants étaient de volume moyen, à terme, et sont nés vivants.

La femme âgée de 41 ans n'avait pas eu depuis dix ans de nouvelle grossesse.

Grossesse actuelle normale. La parturiente est à terme.

Travail. Début 18 octobre à 10 heures du matin. Rupture des membranes 19 octobre à 9 heures du matin. Dilatation complète depuis le 20 au matin. On avait pratiqué en ville trois applications successives de forceps. Au moment de son entrée à l'hôpital, la malade avait la fièvre, le thermomètre marquait 39°. Bassin rétréci : Diamètre promonto-sous-pubien 9, 7. La tête peu fléchie, se présente en O I D P.

Trois applications de forceps furent faites successivement suivant le diamètre antéro-postérieur mais elles restèrent inutiles.

Une nouvellé opération ne donna pas meilleur résultat. Les battements du cœur du fœtus s'entendaient très distinctement.

Les précautions antiseptiques prises, M. Porak fit une incision de
3 ou 4ᶜᵐ au niveau du bord supérieur de la symphyse, décollement du
tissu cellulaire post-pubien, incision, à l'aide d'un bistouri boutonné,
de la symphyse de haut en bas et d'arrière en avant dans toute son
étendue, et continuée sur le ligament triangulaire. Écartement des
pubis d'un centimètre. Femme placée en traveı s du lit, les membres
inférieurs fléchis sur le bassin et maintenus rapprochés, un aide
maintenant solidement les os iliaques. Application de forceps facile.
L'écartement maximum des pubis pendant l'opération n'a pas dé-
passé 4ᶜᵐ.

Malheureusement l'enfant né en état de mort apparente n'a pu
être ranimé. Il pesait 3.350 grammes, longueur 51ᶜᵐ. Diamètres de
la tête O F 11. 8; O M 13. 4; B ¹³ 8. 8; B¹⁴ 7. 2 S; O¹ B² B³ 9. 8.

Délivrance artificielle. Injections vaginales après lavages des organes génitaux externes. Sections superficielles et profondes de l'incision faite au-devant des pubis.

Bandage trés solide à l'aide de bandes entourant le bassin recouvert d'une couche d'ouate.

Le 22 octobre à 6 heures du soir la mort survient rapidement.

A l'autopsie on constate une perforation très petite de la paroi
postérieure du col.

M. Porak attribue cette rupture utérine aux applications de
forceps suivant le diamètre antéro-postérieur du détroit supérieur, et la symphyséotomie n'est pour rien dans l'issue fatale
qui est survenue.

Cette histoire de la symphyséotomie contemporaine avait
déjà besoin d'être décrite et si, comme nous avons essayé de le
montrer, la réhabilitation de l'opération tend à passer actuellement dans la pratique, la résurrection de l'opération a été faite
d'abord théoriquement dans les esprits ainsi que l'ont montré

les travaux de Mangiagalli en Italie et de Bouchacourt en France.

Au moment où nous livrons notre travail à l'imprimerie, nous apprenons que M. le professeur Pinard vient de faire à la maison d'accouchements Baudelocque une leçon sur plusieurs symphyséotomies pratiquées par lui ou ses élèves dans son service et nous regrettons d'être matériellement empêché de les relater ainsi que l'opération pratiquée à l'hôpital Beaujon par M. le D<sup>r</sup> Ribemont-Dessaignes.

# INDICATIONS.  CONTRE-INDICATIONS

Dans ce chapitre que nous intitulons : « Indications et contre-indications, nous avons l'intention de passer en revue les auteurs les plus autorisés qui se sont occupés de la question depuis Sigault et d'essayer de dégager de leurs écrits les limites qu'ils assignent à l'opération.

En parcourant les traités que Sigault et Leroy ont produits sur la question, il est difficile d'y découvrir leurs opinions précises à cet égard et cela est facilement explicable. Voulant à tout prix remplacer l'opération césarienne par la symphyséotomie, Sigault avait pour principal objectif d'agrandir simplement les diamètres pelviens et d'appliquer à tous les cas la nouvelle opération sans se préoccuper du degré de *rétrécissement* du bassin. Il n'a nullement songé à établir expérimentalement les avantages et les inconvénients d'une opération nouvelle, mais dans les derniers temps de sa campagne en faveur de la symphyséotomie, il assignait comme limites inférieures à la section des pubis, un rétrécissement de 68$^{mm}$, et cela nous le trouvons dans une annotation de Baudelocque. Il se refusait à pratiquer l'opération dont il était l'auteur lorsque le bassin n'avait pas 2 pouces 1/2 (67$^{mm}$) dans le petit diamètre, et proposa même l'opération césarienne chez une femme pour laquelle il avait appelé Baudelocque en consultation et que celui-ci opéra en juillet 1785.

Citons enfin un dernier cas où Sigault, très peu de temps avant sa mort, proposa de nouveau l'opération césarienne chez une femme dont le bassin avait au moins 2 pouces 1/2 (67$^{mm}$) et qui accoucha néanmoins spontanément d'un enfant mort.

Leroy avait fait beaucoup plus d'expériences que Sigault et il admettait la symphyséotomie dans les bassins dont le rétrécissement antéro-postérieur varie entre 3 pouces 1/4 (9$^{cm}$) et 2 pouces (5$^{cm}$ 1/2). Leroy affirmait, malgré les résultats expérimentaux, qu'après la section de la symphyse on pouvait donner passage à la tête du fœtus à travers tout bassin, quel que soit son degré de rétrécissement.

Baudelocque, l'adversaire le plus redoutable de la symphyséotomie, n'a pu donner des limites à cette opération, mais en réponse aux affirmations de Leroy et de Sigault, il se demandait quels avantages on pouvait obtenir de l'augmentation des 15 lignes (35$^{mm}$) 1 pouce (27$^{mm}$), ou seulement 6 lignes (13$^{mm}$ 1/2) quand la capacité du bassin est seulement de 2 pouces (54$^{mm}$). Comme on le voit, Baudelocque donne ici nettement les contre-indications de la symphyséotomie, mais il faut attendre la publication de la troisième édition de son traité pour trouver signalée l'indication de cette opération et sa supériorité sur l'opé·ration césarienne dans les cas où le diamètre le plus petit du détroit supérieur dépassait 2 pouces 1/2 (68$^{mm}$) parce que, dans le cas où le rétrécissement est plus considérable, l'opération n'avait donné jusque-là aucun résultat satisfaisant.

Desgranges, à Lyon, après avoir analysé avec soin les faits cliniques de l'époque dans une série de mémoires publiés dans le *Journal de médecine*, démontrait que les rétrécissements trop prononcés rentrant dans le domaine de l'opération césarienne constituaient plutôt des contre-indications formelles que des indications. Desgranges n'a pas été un partisan exclusif de l'opération césarienne, il n'a pas été aussi loin que Baudelocque, il admettait la section des pubis dans certaines limites (de 8$^{cm}$ à 6$^{cm}$ 1/2) et dans certains cas : rétrécissement du petit bassin, exostose du sacrum, ankylose sacro-coccygienne, convexité du sacrum, lésion des symphyses postérieures, enclavement dans l'excavation, étroitesse de l'arcade pubienne, rétrécissement transverse.

Pour Lauverjat, les rétrécissements du détroit inférieur sont seuls justiciables de cette intervention.

Giraud conseillait toujours la symphyséotomie dans les bassins viciés et cette opération ne trouvait qu'une contre-indication dans une exostose au détroit supérieur et quand le diamètre sacro-pubien était inférieur à 1 pouce.

Ansiaux, de Liège, dans le recueil de *Mémoires et observations de chirurgie pratique*, établit les propositions suivantes : Toutes les fois que le bassin présentera 2 pouces 1/4 (63$^{mm}$) de diamètre antéro-postérieur au détroit supérieur, on pourra pratiquer la section de la symphyse avec succès, mais lorsque la difformité sera plus considérable, il faudra recourir à l'opération césarienne, et il reconnaît qu'elle est le seul moyen de salut qu'on puisse invoquer :

1° Lorsque la tête est enclavée, et qu'il est impossible de l'extraire avec le forceps ;

2° Quand elle a franchi l'orifice et qu'elle est arrêtée par l'angustie du détroit inférieur ;

3° Quand le tronc est dehors et la tête dans l'impossibilité de franchir les voies naturelles, mais il ne peut admettre qu'il faut, pour cela, que l'enfant soit vivant, étant bien persuadé que cette opération est le plus souvent beaucoup moins dangereuse pour la mère que la céphalotomie.

D'après Ansiaux, la symphyséotomie ne doit pas être tentée lorsque la difformité du bassin est poussée au point de n'avoir que 2 pouces 1 ligne (56$^{mm}$) de diamètre sacro-pubien et si, quelquefois, à un tel degré de rétrécissement, on a pu réussir à extraire l'enfant, il a fallu que la tête fût plus petite ou plus réductible qu'elle ne l'est ordinairement et, dans ce cas, il est bien difficile de déterminer jusqu'à quel point ces circonstances peuvent favoriser le succès de l'opération. C'est alors à la sagacité du praticien à les apprécier.

Gardien, dans son traité d'accouchements de 1808 et surtout dans la nouvelle édition de 1816, s'occupe de la symphyséotomie avec un esprit scientifique qui a permis aux auteurs des générations suivantes d'y puiser de précieux documents. Il analyse successivement les cas où la symphyséotomie est indiquée et il est vrai de dire qu'il s'appuie souvent sur les expériences de Giraud et d'Ansiaux. Pour Gardien, la section du pubis est nécessaire :

Lorsque la tête d'un enfant vivant a franchi avec difficulté le détroit supérieur qui est resserré et qu'elle ne peut pas traverser le détroit périnéal par les seuls efforts de la nature ni par le moyen du forceps. L'obstacle peut dépendre de ce que les deux détroits sont en même temps rétrécis dans leur diamètre antéro-postérieur ou bien de ce que, pendant que le détroit supérieur est resserré, le rapprochement des deux tubérosités ischiatiques est assez considérable pour rendre la sortie de la tête impossible avant d'avoir vidé le crâne. Il indique la section du pubis dans le cas où la courbure du sacrum est très considérable et lorsque la pointe du coccyx est tellement rapprochée de l'arcade du pubis qu'il est impossible à la tête de traverser le détroit périnéal lorsqu'elle viendra s'y présenter.

Lorsque la tête est enclavée et que l'enfant est encore vivant, la section du pubis est la seule ressource que puisse offrir l'art pour opérer la délivrance sans diminuer le volume du crâne par une ponction. Il peut exister à la base du sacrum une exostose qui ne permette pas à la tête de franchir le détroit et cette circonstance lui paraît encore devoir lui être comptée parmi celles où la synchondrotomie peut seule procurer l'avantage d'amener l'enfant vivant.

Dans un troisième cas, il ne voit de praticable que la section du pubis lorsque, la tête ayant franchi l'orifice de la matrice, l'étroitesse du détroit supérieur est telle qu'elle s'oppose à ce que la tête puisse sortir avec les efforts de la nature ou à ce qu'elle puisse être entraînée par l'application du forceps sur les parties latérales; et pourtant, ajoute-t-il, dans cette circonstance, le détroit supérieur est assez évasé pour que la tête aisément puisse rétrograder.

Dans le cas d'enclavement de la tête dans lequel la tête est étroitement serrée de toutes parts et que Roederer appelait paragonfose, Gardien rejette la section de la symphyse, mais il l'admet, lorsque la tête est enclavée suivant sa longueur et qu'alors on peut la remonter au-dessus du détroit à l'aide du forceps.

L'enclavement de la tête suivant l'épaisseur, l'enfant étant vivant, est encore une de ces circonstances où l'opération de la symphyse lui paraît exclusivement indiquée.

Dans un sixième cas, quand le rétrécissement est assez considérable, le diamètre du détroit inférieur, celui qui par exemple s'étend d'une tubérosité ischiatique à l'autre est assez rétréci pour ne pas permettre au forceps de réprimer la tête dernière d'une façon suffisante pour vaincre la disproportion qui existe, la symphyséotomie est certainement la seule ressource que l'art puisse offrir pour assurer les jours de la femme ainsi que ceux de son enfant. Gardien accorde encore la préférence à la symphyséotomie sur la gastro-hystérotomie dans le cas où les fesses ayant franchi l'orifice de la matrice, l'étroitesse de l'un ou l'autre diamètre périnéal qui serait réduit par exemple à moins de deux pouces (54$^{mm}$) ne permettrait pas l'extraction des fesses. On aurait alors là les mêmes inconvénients que l'on avait rencontrés dans le cas précédent pour extraire la tête parvenue dans l'excavation, la section du pubis offrirait le minimum de danger parce que, le resserrement existant le plus souvent dans le diamètre transversal, un petit écartement pourrait agrandir suffisamment le bassin dans la direction où il se trouve trop étroit.

Enfin dans un huitième et dernier cas, lorsque l'enfant se présente par les pieds, la tête peut s'arrêter au détroit supérieur et s'enclaver soit suivant sa longueur, soit suivant son épaisseur, Gardien n'admet que la section du pubis pour extraire l'enfant s'il est encore vivant. Il admet aussi que la symphyséotomie doit être employée lorsque le fœtus est mort et que la perforation du crâne serait insuffisante si la base elle-même était enclavée et étroitement fixée, et en cela il était d'accord avec Hunter qui était convaincu qu'après la perforation du crâne, la base pouvait offrir dans certains cas d'enclavement assez de largeur pour opposer un obstacle insurmontable et que pour assurer le succès de la première opération, dans certains cas de disproportion, il était souvent utile d'employer la section de la symphyse.

Smellie regardait aussi la ponction du crâne comme une méthode absolument inapplicable lorsque sa base s'était enclavée dans un bassin qui n'avait pas au moins 2 pouces 1/2 (67$^{mm}$) parce qu'elle ne pourrait pas favoriser la sortie de l'enfant, la plus petite largeur de la base étant au moins de 2 pouces 1/2 67$^{mm}$), et s'étendant jusqu'à trois.

Gardien passe en revue les conformations vicieuses du bassin dans lesquelles la section du pubis paraît convenir plus particulièrement.

Capuron n'admet l'opération que dans les cas où le diamètre sacro-pubien du détroit supérieur a plus de 2 pouces 1/2 (67$^{mm}$) parce que, affirme-t-il, des faits nombreux ont démontré les dangers de cette opération au-dessous de ce terme d'étroitesse.

Murat dans son dictionnaire, passant en revue les cas où l'opération de la symphyséotomie a été pratiquée, indique que cette opération offre des avantages réels pour la mère et donne la facilité de terminer l'accouchement par la voie naturelle.

Les cas qui nécessitent l'opération sont :

1° Lorsque le diamètre antéro-postérieur du détroit supérieur a 2 pouces 1/2 (67$^{mm}$), ou 2 pouces 4 lignes (63$^{mm}$) d'étendue.

2° Quand la tête de l'enfant vivant a franchi avec difficulté le détroit supérieur qui est plus ou moins resserré et qu'elle ne peut traverser le détroit inférieur qui est plus resserré encore. La configuration de ce bassin se présente surtout chez la femme dont le sacrum pèche par excès de courbure.

3° Dans le cas de prolongement extraordinaire de la symphyse pubienne.

4° Resserrement plus ou moins considérable des diamètres des deux détroits dû au rapprochement l'une de l'autre des deux tubérosités ischiatiques. Ce cas est un de ceux où la section du pubis doit présenter le moins d'inconvénients, car un rétrécissement même extrême des diamètres transverses n'exige qu'une légère diduction et on agrandit ces diamètres presque dans les mêmes proportions que l'on écarte les deux pubis. (c'est le cas rapporté par la *Gazette de Madrid* du 24 octobre 1780 et ayant trait à l'opération faite à *Utrera en Andalousie par Antonio Delgado sur le conseil de Francisco Canivel*).

5° Le rapprochement des branches de l'arcade du pubis necessite l'opération de la symphyse, car l'opération élargit cette arcade presque autant que les pubis sont écartés.

6° Dans le cas de tumeur volumineuse, exostose à la base du sacrum (cas de Nœgel, à Francfort, du 10 avril 1778).

7° Lorsque la tête est enclavée (enclavement de Rœderer : parafongose) enclavement tel qu'on ne peut introduire aucun instrument entre la tête et le bassin dans quelque endroit qu'on tente de le faire.

8° Si la tête a franchi l'orifice de la matrice, que l'étroitesse du détroit supérieur s'oppose à sa sortie par les efforts de la nature, il faut, si l'enfant est vivant, pratiquer la symphyséotomie.

9° L'étroitesse du bassin périnéal ne permettant pas l'expulsion des fesses qui ont franchi l'orifice de la matrice nécessite la même intervention.

10° Dans le cas où la tête ayant franchi la vulve on est arrêté par une tumeur siègeant sur le tronc de l'enfant.

11° L'enfant étant mort l'enclavement de la base du crâne tel que même après la perforation il ne peut être dégagé et que la symphyséotomie devient alors nécessaire ;

12° Lorsqu'il existe une roétroversion de l'utérus gravide et que toutes les tentatives de réduction ont échoué.

Murat termine les indications en conseillant encore là la section des pubis.

Nous devons ajouter qu'en 1787, Jahn (*Disert. de utero retro-verso*) avait donné le conseil de faire la symphyséotomie dans le cas de la rétroversion de l'utérus gravide.

M^me Lachapelle ajoute aux circonstances accordées par Baudelocque comme indiquant la section pubienne [enclavement, diamètre moindre de 33 lignes (73^mm) et supérieur à 24 (54^mm)] la forme ovale, pyramidale et peut-être même trilobée du bassin. En effet, d'après elle, c'est surtout dans les cas où le diamètre transversal est vicié que cette opération peut devenir utile, puisque presque toute l'étendue de l'écartement est alors employée à l'augmentation de ce diamètre. Dans les cas, au contraire, où le diamètre antéro-postérieur est trop étroit, on ne peut espérer que quelques lignes d'ampliation, malgré un écartement énorme, et c'est alors, comme l'a remarqué Bœr, à l'engagement d'une des bosses pariétales [engagement qui donnerait une augmentation de 3 lignes (6^mm)] dans l'écartement, plutôt qu'à un accroissement réel du diamètre, qu'on peut attribuer les avantages obtenus.

Velpeau, dans le *Traité complet de l'art des accouchements* (1829-1834), admet la symphyséotomie comme le seul moyen de salut qu'on puisse invoquer :

1° Lorsque la tête se trouve enclavée dans l'excavation après avoir traversé un détroit supérieur très resserré ;

2° Quand la tête a franchi l'orifice et qu'elle est arrêtée par l'angustie du détroit inférieur ;

3° Quand le tronc est dehors, la vie de l'enfant non douteuse et la tête dans l'impossibilité de franchir les voies naturelles.

Dans ces trois cas, elle est préférable à l'opération césarienne même après la mort de la femme, parce qu'il serait presque impossible de ne pas faire périr l'enfant en cherchant à l'extraire par l'ouverture abdominale.

Elle offre en outre des avantages incontestables toutes les fois que le resserrement porte sur les diamètres transversaux et obliques; qu'il existe au détroit inférieur; qu'il dépend de la barrure d'un exostose; d'une tumeur solide quelconque placée latéralement; d'une saillie de la cavité cotyloïde.

Il faut encore, selon lui, pour pratiquer la symphyséotomie :

1° Que le fœtus soit vivant;

2° Que la présentation soit naturelle et qu'on ne soit pas obligé ensuite d'entraîner l'enfant par les pieds;

3° Que le col utérin soit largement dilaté;

4° Que la femme soit assez jeune pour qu'on n'ait pas à craindre l'ankylose du bassin. Et pour lui, elle paraît applicable lorsque 4, 5 ou 6 lignes (9, 11, 13$^{mm}$) de plus permettraient à la tête de passer; toutes les fois, par exemple, que le forceps est insuffisant et que cependant le plus petit diamètre du bassin offre plus de 2 pouces 1/2 (67$^{mm}$) d'étendue.

Hatin passe en revue les cas où il convient de pratiquer la symphyséotomie. Pour lui, elle est applicable ·

1° Toutes les fois que, l'enfant étant vivant, le bassin ne présente dans son diamètre sacro-pubien que 2 pouces 1/2 à 3 pouces (67 à 81$^{mm}$);

2° Lorsque, le détroit inférieur étant rétréci, la main et le forceps ont été insuffisants; dans ce cas, l'opération a d'autant plus d'avantages que l'arcade des pubis augmente de largeur à mesure que les os s'écartent l'un de l'autre; la symphyséotomie est pour lui surtout efficace quand le rétrécissement a lieu dans le sens des diamètres obliques ou transversaux;

3° Lorsque la tête se trouve tellement enclavée dans l'excavation qu'il est impossible de la faire remonter au-dessus du détroit abdominal ;

4° Lorsque l'arcade du pubis est trop étroite et la symphyse trop longue ;

5° Lorsqu il existe dans le bassin certaines tumeurs qui ne l'obstruent qu'en partie ;

6° Enfin, lorsque l'utérus est enclavé dans la rétroversion.

Elle est contre-indiquée suivant lui :

1° Dans la plupart des cas ci-dessus lorsque l'enfant est mort ;

2° Lorsque le bassin présente moins de 2 pouces 1/2 (67$^{mm}$) ;

3° Lorsqu'on a lieu de croire que les symphyses sont ossifiées ;

4° Enfin, lorsque la femme ne veut pas se soumettre à l'opération.

Nous n'avons pu nous empêcher d'un certain étonnement en voyant cette dernière contre-indication que donnait Hatin, qui nous a paru un motif assez plausible pour penser comme lui que l'opération devait être rejetée.

Dans le *Dictionnaire de médecine et de chirurgie pratiques* à l'article de Dugés de 1836, nous trouvons l'indication suivante : La symphyséotomie doit être réservée pour les cas où, l'enfant vivant, le détroit abdominal n'a dans son petit diamètre que 3 pouces (81$^{mm}$) au plus et 2 pouces 1/2 (67$^{mm}$) au moins. C'est l'opinion de Delpech et de Paul Dubois, ce dernier pourtant n'accordait au petit diamètre que 2 pouces 7 lignes (69$^{mm}$).

Pour Moreau, les seuls cas qui lui paraissent autoriser à mettre la symphyséotomie en pratique sont : celui d'un rétrécissement du diamètre antéro-postérieur du bassin renfermé dans les limites de 2 pouces 1/4 (61$^{mm}$) à 3 pouces (81$^{mm}$) et celui où la tête s'étant plongée dans l'excavation pelvienne ne pourrait plus ni avancer ni reculer à cause d'un rétrécissement simultané du détroit périnéal et du détroit abdominal. Lorsque le diamètre n'est que de 15 à 18 lignes (34$^{mm}$ à 40$^{mm}$), par exemple, il serait ridicule, prétend-il, de la pratiquer, attendu que l'extraction de l'enfant deviendrait impossible dans la majorité des cas.

Dans le *Dictionnaire de médecine* en 30 volumes (1844), à l'article de Désormaux et de Paul Dubois, nous trouvons l'opinion suivante : La section de la symphyse et la provocation de l'accouchement avant terme conviennent au même degré de rétrécissement du bassin au terme de la gestation; mais si l'enfant est vivant, la symphyséotomie est l'unique ressource. (Nous devons relater cette réflexion de ces deux accoucheurs au sujet de la façon dont étaient tenues les Maternités de l'époque : « Les con-
« ditions hygiéniques des maisons destinées aux femmes en
« couches, rarement favorables aux opérations pratiquées sur la
« mère, sont dans quelques cas assez fâcheuses pour laisser peu
« de doute sur l'issue. »)

Pour Désormeaux et Paul Dubois, à 3 pouces (81$^{mm}$) d'écartement entre le sacro-vertébral et la fosse postérieure du pubis, la division de la symphyse procure un agrandissement convenable du détroit; au-dessous de ce degré de largeur, cette opération est encore utile et jusqu'au point où le diamètre antéro-postérieur n'a plus que 2 pouces 1/2 (67$^{mm}$) de longueur. Chailly-Honoré n'admet le succès de l'opération que si le bassin n'avait que 67$^{mm}$ (2 pouces 1/2) et encore faudrait-il selon lui rencontrer certaines conditions très rares, à savoir : le petit volume de la tête, sa réductibilité, le relâchement naturel des articulations sacro-iliaques. Et ce n'est que dans les rétrécissements les plus rares, ceux qui affectent les diamètres transversaux obliques, que la symphyséotomie paraît présenter le plus d'avantages.

Cazeaux, dans la première édition de son *Traité théorique et pratique de l'art des accouchements*, paru en 1846, et revu par le professeur Tarnier en 1874, quand parut la 9ᵉ édition, prétend que l'opération qui semblait devoir être seulement applicable au cas où le rétrécissement portait sur l'intervalle sacro-pubien, d'après les expériences faites antérieurement donne surtout des résultats avantageux lorsque les diamètres transverses de l'excavation du détroit inférieur sont rétrécis.

Jacquemier a étudié très consciencieusement la question de la symphyséotomie; selon lui la section pubienne semble convenir lorsque le diamètre sacro-pubien conserve au moins 75ᵐᵐ (2 pouces 3/4); jusqu'à ce degré, en ne portant l'écartement des pubis qu'à 54ᵐᵐ (2 pouces) on donne au diamètre sacro-pubien qui n'est pas celui dans la direction duquel descend la portion la plus volumineuse de la tête, 95 ou 90ᵐᵐ (3 pouces 6 lignes ou 3 pouces 4 lignes); lorsque le diamètre sacro-pubien n'a que 67ᵐᵐ (2 pouces 1/2), l'agrandissement serait encore assez souvent suffisant, à ce degré qui est la dernière limite admise, on ne pourrait rationnellement avoir recours à la symphyséotomie qu'autant que la tête serait fortement enclavée, qu'on aurait la certitude que le fœtus est médiocrement développé et que les commissures du crâne sont peu serrées.

La limite supérieure est de 88ᵐᵐ (3 pouces 1/4); mais cette limite ne peut avoir rien de fixe à 81ᵐᵐ et au-dessus, et c'est d'après le résultat d'accouchements antérieurs qu'on peut présumer que les efforts maternels et le forceps sont suffisants ou non, et pour que la symphyséotomie n'empiète pas sur l'expulsion simple et le forceps, il faut accorder à l'expectation le temps rationnellement permis, faire avec prudence et ménagements une ou deux applications de forceps et se décider alors dans le cas où l'un et l'autre de ces moyens échoueraient à pratiquer la section de la symphyse ; et la question de se déterminer à temps, pour concilier les intérêts de la mère et de l'enfant, exige une grande habitude de la pratique qui, à la vérité, n'est pas à la portée de tous les médecins.

Pétrequin admet, comme limite extrême de l'intervention, un rétrécissement de 6$^{cm}$7, mais selon lui cette limite peut être abaissée dans certains cas difficiles à apprécier : chevauchement des os du crâne, petitesse de la tête, relâchement des symphyses sacro-iliaques.

Dans l'*Atlas complémentaire de tous les traités d'accouchements*, Lenoir, Sée et Tarnier s'expriment ainsi : La symphyséotomie est rationnelle quand un allongement d'un centimètre et demi suffit pour que la tête franchisse le diamètre antéro-postérieur, mais dans tous les cas où il faut obtenir un allongement plus considérable, l'opération est formellement contre-indiquée ; elle produirait à coup sûr une lésion grave des articulations sacro-iliaques.

L'opération qui serait pratiquée sur un bassin qui mesure au moins 75$^{mm}$, n'a pas la gravité qu'on supposerait à priori et peut sans désavantage soutenir la comparaison avec les autres moyens de de terminer l'accouchement dans des conditions semblables ; donc, chez une femme arrivée au terme de la grossesse, la symphyséotomie pourrait être mise en parallèle avec l'opération césarienne et l'embryotomie, mais pendant le cours même de la grossesse, on devra toujours accorder la pré-férence à l'accouchement prématuré qui est précisément applicable aux mêmes cas et qui est plus avantageux sous tous les rapports.

On peut donc conclure qu'il ne serait peut-être pas « déraison-

« nable d'accoupler l'accouchement prématuré artificiel à la symphyséotomie dans les rétrécissements de 6 à 7$^{cm}$ d'étendue.

Hubert (de Louvain) admet que. lorsque le bassin a au moins 7$^{cm}$1/2, les indications sont les suivantes :

1° Il faut que l'enfant soit vivant, car s'il a succombé, il est préférable de recourir à l'embryotomie beaucoup moins dangereuse pour la mère que la symphyséotomie, mais selon lui il faut cependant admettre une exception à cette règle, c'est quand la tête de l'enfant mort, après avoir franchi le détroit supérieur et le col de la matrice, se trouve arrêtée par un diamètre bi-ischiatique de 3 ou 4$^{cm}$; au lieu de pratiquer l'opération césarienne, la symphyséotomie d'abord serait préférable, puis l'embryotomie, car la gastrotomie est plus grave à elle seule que cette double opération.

2° Il convient que la femme ne soit pas très avancée en âge et surtout qu'elle ne porte pas un bassin oblique ovalaire.

3° Il faut que la tête soit au moins fixe au détroit supérieur et qu'on ait donné à la nature le temps de déployer toutes ses ressources. Les forces naturelles demeurant impuissantes, il faut encore tenter l'extraction de l'enfant à l'aide du forceps ou du levier et répéter deux ou trois fois ces tentatives plutôt que de se livrer à des efforts immodérés. Si elles échouent, et si l'enfant continue de vivre, la symphyséotomie est indiquée et, dans les limites qui comportent un semblable enclavement de la tête, elle offre des chances de succès et n'est pas aussi meurtrière qu'on pourrait le supposer à première vue.

C'est presque toujours dans les cas de rachitisme que l'opération est indiquée et le resserrement porte alors sur le diamètre sacro-pubien. A 9$^{cm}$ et même à 8$^{cm}$1/2 les efforts de la nature, le forceps ou le levier suffisent généralement, de sorte que l'opération de la symphyse se limite assez exactement entre 7$^{cm}$1/2 au moins et 9$^{cm}$ au plus pour le détroit supérieur.

Dans les cas de rétrécissement de l'arcade pubienne, elle présente de grands avantages et suffirait lors même que le diamètre bi-ischiatique serait réduit à 6$^{cm}$1/2 et peut-être à 6$^{cm}$.

Feltz (*Des grossesses prolongées*, Strasbourg, 1860), a proposé la section de la symphyse pour terminer l'accouchement dans le cas de volume exagéré de l'enfant et dans la grossesse prolongée.

Mathews Duncan (*Researches in obstetrics*, traduits par M. Budin, en 1874) étudie longuement la symphyséotomie. Il est intéressant de connaître son opinion et surtout les indications qu'il donne à cette opération, quand on songe, comme il le dit lui-même, que presque tous les auteurs anglais ont formulé contre cette opération des calomnies qui ne sont nullement fondées, et lui ont fait des objections qui sont suffisantes pour empêcher un investigateur superficiel de la prendre en considération.

Il se demande si on ne pourrait substituer la symphyséotomie à la craniotomie, qui lui paraît plus dangereuse pour la mère; d'autant plus que la première opération donnerait quelque chance de sauver l'enfant, dont la vie est fatalement sacrifiée par la seconde.

Malgré les partisans anglais de la craniotomie, il se croit autorisé à dire que, s'il se présentait un cas tel que, pour permettre le passage du fœtus, il manque un certain espace que la simple division de la symphyse pubienne procurerait, il n'hésiterait pas, dans ce cas particulier, à prendre en considération la symphyséotomie et au besoin à l'appliquer. Il s'appuie, pour le cas que nous allons citer, sur Denman, dont le témoignage est

d'autant plus extraordinaire, qu'il a toujours joint ses protestations énergiques à celles qui s'élevaient contre la symphyséotomie : « On nous permettra, dit Denman, de supposer le cas,
« et ce cas est possible, d'une personne de haut rang : la vie de
« son enfant peut être d'un intérêt public considérable, et cepen
« dant l'accouchement ne peut avoir lieu que si l'on tue le
« fœtus, ou que si, faisant courir à la vie de la mère de grands
« dangers, on pratique l'opération césarienne. Et si, par suite
« d'une faiblesse tout humaine, elle refuse de se soumettre à
« l'opération césarienne, les grands intérêts politiques du pays
« empêcheront encore qu'on fasse le sacrifice de l'enfant. Dans
« ce cas, la mort de la mère et celle de l'enfant sont inévitables.

« Si un pareil cas survenait, et, comme je l'ai dit, il n'est pas
« impossible, la section de la symphyse pubienne pourrait être
« proposée et exécutée, et, dans une certaine mesure, elle pro
« tégerait les intérêts des deux êtres ; pour la femme, cette
« opération serait moins cruelle que l'opération césarienne, et,
« au lieu d'ajouter aux dangers que court l'enfant, elle fourni
« rait quelques chances de lui conserver la vie. »

Témoignage, en effet, d'autant plus surprenant, comme ajoute Duncan, que Denman, dont le nom et l'influence ont beaucoup contribué à faire tomber la symphyséotomie dans l'oubli, a écrit formellement : « Qu'il n'a pas l'intention de faire un seul souhait
« ou d'avancer un seul argument en faveur de cette opération,
« ni pour les cas pour lesquels elle a été proposée au début, ni
« pour tout autre qu'il serait possible d'imaginer. »

A l'article « pubiotomie » du *Dictionnaire des Sciences médicales*, de Dechambre, M. le professeur Bouchacourt, de Lyon, dans son remarquable travail sur la symphyséotomie, donne des indications que nous allons essayer de résumer ici : « Quoi-

« qu'il soit difficile, écrit-il, d'établir d'une manière précise
« quelles sont les limites du rétrécissement pelvien indiquant au
« juste la symphyséotomie, on peut cependant, sans crainte de
« trop s'avancer, les fixer entre 65$^{mm}$, dernière limite en moins, et
« 80 à 85$^{mm}$, en plus, en admettant que l'enfant soit vivant et
« d'un volume présumé ordinaire ; ceci doit s'appliquer surtout
« au rétrécissement prononcé dans le sens antéro-postérieur ou
« sacro-pubien. »

Quant aux rétrécissements dans le sens transversal ayant leur
siège dans l'excavation et plus encore au détroit inférieur :
bassin en entonnoir, bassin cyphotique, ils réclament avec plus
d'avantage la section pubienne que le rétrécissement antéro-
postérieur ; un allongement considérable de la symphyse
(4, 5 à 6$^{cm}$) avec étroitesse prononcée de l'arcade pubienne
(bassin barré) se trouve dans le même cas ainsi que les bassins
présentant une courbure très anguleuse en avant du coccyx,
avec ou sans ankylose de l'articulation sacro-coccygienne (c'est
dans ce cas que M. le professeur Bouchacourt a proposé l'application de la symphyséotomie sacro-coccygienne et même la section
sous-cutanée de l'un des deux ligaments sacro-coccygiens ou
ischiatiques). « Dans le bassin généralement rétréci de Stein,
« de Nagelé et de Fichet, la symphyséotomie serait aussi indi-
« quée à la condition qu'il s'agît d'une réduction faible de tous
« les diamètres, cette réduction ayant. comme on le sait, une in-
« fluence beaucoup plus grave comme obstacle à l'accouche-
« ment, toute chose égale d'ailleurs, qu'un rétrécissement de
« nature rachitique limité à un des diamètres portant sur l'an-
« téro-postérieur. »

Dans le cas de rétroversion utérine survenue vers le milieu
de la grossesse, et qu'on peut réduire sans danger pour la vie

de la mère et sans compromettre fatalement par la ponction de
l'œuf, celle du fœtus, M. Bouchacourt est partisan de la symphyséotomie.

« Je préfère, dit-il, l'opération césarienne dans les cas où des
« tumeurs, situées dans la concavité du sacrum, ne laissent à
« l'enfant qu'un espace d'une étroitesse extrême, et dans le cas
« où ces tumeurs non déplaçables et irréductibles auraient été
« assez tôt appréciées, pour ne pas laisser compromettre la vie
« de la mère et celle de l'enfant, par un travail souvent mortel,
« je serais tenté d'indiquer la symphyséotomie. »

Si le fœtus est mort, on ne doit pas songer à pratiquer la
symphyséotomie et on ne doit pas substituer à la version ou au
forceps quand il survient des accidents de l'accouchement tels
que : hémorrhagies, convulsions, états aigus qui demandent
énergiquement une rapide intervention. Il rappelle aussi que les
cas de Siebold, celui d'Aitken, pouvant faire craindre de tomber
sur une symphyse pubienne ossifiée, ou, ce qui est plus à redou-
ter, sur une ankylose de l'une des articulations sacro-iliaques ;
il faut, avant de commencer l'opération, s'assurer si ces altérations existent, en tâchant de constater le plus ou moins de mobilité des articulations pelviennes en faisant marcher la malade,
en l'explorant à ce point de vue, d'après les données que notre
maître, M. Budin, a consignées dans une note communiquée à la
Société de Biologie (*Recherches cliniques et expérimentales d'Obstétrique et de Gynécologie*, Paris, 1886, p. 377).

M. le D* Auvard, dans son traité pratique d'accouchements
(1890), admet la symphyséotomie dans les rétrécissements plus
marqués du bassin, quand il y a excès de volume fœtal. La
symphyséotomie serait suffisante, dit-il, et sera susceptible de
rendre de réels services dans les rétrécissements du bassin

9

de 7 à 9$^{cm}$, lorsque le fœtus est vivant et qu'on ne peut cependant, pour le sauver, se résoudre à faire l'opération césarienne.

M. le professeur Pinard, au mois de février 1892, dans une leçon faite à la clinique de la Faculté, n'a pas parlé des indications qui pouvaient provoquer la section de la symphyse.

M. le D$^r$ Charpentier relate comme indications celles données par les représentants les plus éminents de l'obstétrique en Italie, mais il fait certaines réserves.

C'est dans les bassins de 80 à 67$^{mm}$, que M. Charpentier est surtout partisan de faire la symphyséotomie et de la pratiquer lorsque le forceps classique ou forceps de Tarnier aura échoué. Si la symphyséotomie convient aux rétrécissements du bassin portant sur le diamètre antéro-postérieur, elle est indiquée bien plus encore dans les bassins rétrécis dans le sens transversal et où le rétrécissement porte, non seulement sur le détroit supérieur, mais sur l'excavation et le détroit inférieur.

Il en est de même du cas où il y a une courbure très anguleuse en avant du coccyx avec ou sans ankylose de l'articulation sacro-coccygienne.

Il en est de même encore des bassins généralement rétrécis à la condition que la réduction de tous les diamètres ne soit pas trop considérable.

Dans un dernier cas, où le bassin de la mère étant normal, l'enfant présente un volume excessif sans altération pathologique, où les difficultés de l'accouchement tiennent uniquement au volume de l'enfant et produisent ce que l'on peut appeler un rétrécissement relatif du bassin. M. Charpentier se demande s'il n'y aurait pas avantage à pratiquer la symphyséotomie et il est en cela d'accord avec M. le professeur Bouchacourt qui a soutenu la même opinion, et de son étude qui a surtout l'avantage de faire connaître l'opinion des accoucheurs italiens sur la question, M. Charpentier tire la conclusion suivante : « Pratiquée dans les bassins de 85 à 67 $^{mm}$, la symphyséotomie, grâce aux progrès de l'antisepsie, est une opération qui donne des résultats excellents, elle épargne à l'accoucheur de sacrifier un enfant vivant ou d'attendre lentement sa mort au grand détriment de la mère s'il ne peut se décider à pratiquer la céphalotripsie ; tant que les battements du cœur viennent prouver la persistance de la vie fœtale elle permet presque à coup sûr de sauver la mère et l'enfant. Elle a son champ bien limité entre l'accouchement prématuré et l'opération césarienne, et associée à la première de ces interventions obstétricales, elle permet de sauver des enfants pour ainsi dire condamnés à une mort certaine (*Nouvelles Archives d'obstétrique et de gynécologie*, 25 mai-25 juin 1892).

En terminant ce chapitre, nous tenons à exposer d'une façon résumée les indications que donnent les plus illustres représentants de l'obstétrique italienne contemporaine Novi et Morisani, nous étant longuement attaché aux indications données par les maîtres italiens dans le chapitre de l'histoire de la symphyséotomie en Italie.

Ces auteurs établissent une différence suivant que la femme est à terme ou non :

1° La femme est à terme : Si le diamètre antéro-postérieur du bassin mesure 95 $^{mm}$, le forceps doit suffire, d'après Novi, au-dessous de 88$^{mm}$ on peut essayer une application de forceps, si elle ne réussit pas, il faut recourir à la symphyséotomie. La limite inférieure extrême de l'opération serait de 54 $^{mm}$.

Pour Morisani, la limite supérieure de la symphyséotomie

serait à peu près la même que pour Novi, mais la limite inférieure s'arrêterait à 67$^{mm}$

2° La femme est avant terme : Pour les deux auteurs, l'accouchement prématuré doit être préféré. Voici d'ailleurs ce que dit Morisani : « A vrai dire, l'accoucheur qui en présence d'une « femme dans le 7° ou 8° mois de sa grossesse et avec un ré- « trécissement du bassin lui conseillerait d'attendre la fin de sa « grossesse pour lui ouvrir la symphyse, ferait de la mauvaise « chirurgie. L'accouchement prématuré est, en pareil cas, « préférable, si nous voulons écouter les suggestions de la « science et de la conscience. »

Morisani reste fidèle à l'indication de l'opération césarienne là où le conjugué est inférieur à 67$^{mm}$. Si l'enfant est mort, il est bien entendu que l'on préférera la craniotomie à toute opération qui peut faire courir un danger à la mère.

# EXPÉRIENCES FAITES

Avant de relater les expériences pratiquées par les auteurs les plus autorisés dans le but d'étudier l'écartement des pubis après la section de la symphyse et les modifications qui se produisent tant dans les articulations que dans les autres organes contenus dans le bassin, il est intéressant de connaître ce qui se passe chez les animaux.

Duncan, dans son travail sur les articulations du bassin pendant l'accouchement, énonce les faits suivants : « Chez les ani-
« maux inférieurs, nous trouvons des exemples remarquables
« des modifications qui surviennent dans les articulations du
« bassin. La nature intime des changements est d'autant mieux
« étudiée chez ces animaux qu'on peut se procurer facilement
« des spécimens de ces altérations à toutes les périodes de la
« gestation et que de plus, chez beaucoup d'entre eux, les modi-
« fications sont beaucoup plus considérables que celles qui sur-
« viennent chez les femmes.

« Comme exemple, je puis citer les changements qui ont lieu
« dans le bassin de la femelle du cochon d'Inde et dans le bassin
« de la vache ; chez la première, au moment de la parturi-

« tion, il se fait un écartement considérable des pubis, les liga-
« ments chez ces petits quadrupèdes se laissent distendre au
« point de présenter 25$^{mm}$ de largeur environ. Cet agrandisse-
« ment du cercle pelvien obtenu par l'écartement des deux os
« pubiens implique nécessairement un relâchement considé-
« rable des ligaments placés à la partie antérieure et à la partie
« inférieure des articulations sacro-iliaques, et une certaine
« étendue dans les mouvements de ces articulations.

« Après l'accouchement, les pubis redeviennent étroitement
« unis.

« Chez la vache, les changements qui surviennent dans les
« articulations du bassin diffèrent d'une façon notable de ceux
» qui ont été décrits chez la femelle du cochon d'Inde. Chez
« cette dernière, le changement le plus considérable consiste
« dans l'allongement des ligaments qui concourent à former
« l'articulation de la symphyse pubienne (la nature ébauchait
« ainsi à l'avance l'opération de la symphyséotomie) ; l'écarte-
« ment de ces os amène des mouvements correspondants dans
« les os iliaques, mouvements qui sont analogues aux mouve-
« ment d'abduction des membres.

« Chez la vache au contraire, le premier de ces mouvements
« fait totalement défaut. La réunion des deux pubis est osseuse,
« il ne peut donc se produire aucun écartement au niveau de la
« symphyse et par conséquent le mouvement d'abduction des
« os iliaques est impossible. »

D'autres auteurs se sont occupés de la même question et ont
constaté des modifications différentes suivant les animaux mis
en observation. Ainsi, Pfitzner a observé que chez le hérisson il
survient une séparation normale des branches de la symphyse
avec relâchement des ligaments de l'articulation. Pareilles mo-

difications ont été observées par Kehrer sur des souris, par Barlow sur des vaches et par Breslau sur des lapins et des cochons d'Inde.

Chez la jument, l'ossification envahit de bonne heure la symphyse pubienne, quelquefois dès l'âge de 4 à 5 ans, on peut constater une absence complète de séparation entre les pubiste, dans ce cas, ce ne serait pas à la symphyséotomie qu'on devrait avoir recours, mais à la pubiotomie. Cependant Rainard, dans son *Traité complet de la parturition chez les principales femelles domestiques*, estime qu'il vaudrait mieux sacrifier de prime abord la femelle que de tenter cette opération parce que le temps perdu et les dépenses faites dépasseraient sa valeur.

Chez la femme, on sait depuis longtemps que, dans certaines grossesses, pendant et après l'accouchement, l'écartement des pubis peut se produire, « *les douleurs*, dit Hippocrate (*Traité de la nature et de l'enfant*, livre i, ch. 10), *se font sentir dans tout le corps surtout aux lombes et à l'ischion qui se sépare.*

Cette diastase des symphyses dans l'état puerpéral a été étudiée par Vésale (*Librorum de humani corporis fabric. Epist.*, 1647, p. 7) et par son commentateur.

R. A. Castro (*De universa mulieb. morbor. medicinâ*, 1788, lib. i, c. 8).

Du Laurens (*Histoire et controverses anatomiques*, liv. vi).

Dionis (*Traité général des accouchements*, Paris, 1718, et *Traité d'anatomie*, Paris 1729, p. 108).

Bartholin. (*Anat. ration.*, 1669, c. 16).

Palfin, Rhœderer, Mauriceau l'ont niée. A. Paré l'avait rejetée également, mais il a avoué son erreur à la suite d'une autopsie faite sous ses yeux (*Œuvres*, Lyon, 1685, livre xxiii ; *De la Génération*, p. 696, c.) par Séverin Pineau (*Opuscula anatom. et physiol.*, etc., lib. ii, c. 9, 1597) d'une femme pendue quinze jours après son accouchement.

Ce relâchement souvent plus sensible après l'accouchement, comme l'a dit M. Tarnier (Edition de Cazeaux, Paris, 1886, p. 512) est admis par :

Fabrice de Hilden (*Observ. chirurg.*, Cent. vi, obs., 39, p. 547).

Guillemeau (*L'heureux accouchement*, livre ii, chap. 1).

Harvey ( *De partu lib. gener. animal.*).

Morgagni (*Du siège et des causes des maladies*, Paris, 1838, t. III, liv. xlviii, N^os 44 et 45).

Hunter (*De la symphyse du pubis*).

Louis (*Mémoires de l'Académie royale de chirurgie*, Paris, 1837, t. II, p. 462).

Duverney (*Traité des maladies des os*, Paris, 1751).

Sigault (*Mémoire de la symphyséotomie*, 1758).

Puzos (*Traité des accouchements*, 1759, p. 2).

Smellie (*Observations sur les accouchements*, t. II, obs. 1 et 2).

Levret (*L'art des accouchements*, etc., Paris, 1761, p. 5, N^os 26 et 27).

Portal (*Cours d'anatomie médicale*, Paris, 1804, t. I. p. 351).

Gardien (*Traité complet des accouchements*, Paris, 1824, t. I, p. 28).

Baudelocque (*L'art des accouchements*, 1822, t. I, p. 27).

Bichat (*Anatomie générale*, Paris, 1831, t. III, p. 79).

Capuron (*Cours théorique et pratique d'accouchements*, Paris 1823, p. 672).

Boyer (*Traité des maladies chirurgicales*, Paris, 1831, t. IV, p. 130).

Lawrence, Desault, Béclard, Maygrier (*Nouvelles démonstrations d'accouchements*, Paris, 1822, p. 4).

Burns (*Accouchements, maladies des femmes, des enfants*, Paris, 1839, p. 7).

Désormeaux (*Répertoire des sciences médicales*, t. V, p. 80).

M^me Boivin (*Mémorial de l'art des accouchements*, 1829, p. 14 et p. 103 de la 4^e édition).

Velpeau (*Traité élémentaire de l'art des accouchements*, 1829, t. I, p. 29).

Chailly (*Traité pratique de l'art des accouchements*, 1842, p. 139).

Malgaigne (*Traité des fractures et des luxations*, t. II, p. 790).

Putegnat (*Journal de médecine de Bruxelles*, 1843, p. 462; *Bulletin de thérapeutique*, t. LXIV, p. 123).

Debout (*Bulletin de thérapeutique*, 1843, t. LXIV, p. 20).

Pigeolet (*Journal de méd. et de chirurg. de Bruxelles*).

Stoltz (*Bulletin de thérapeutique*, 1843, t. LXIV, p. 254).

Joulin (*Traité complet d'accouchements*, Paris, 1867, p. 41 et 1205).

et la plupart des accoucheurs contemporains qui en ont rapporté des observations. Nous-même dans le service de M. le D^r Budin, à l'hôpital de la Charité, en suivant le procédé indiqué par notre maître, nous avons pu constater une certaine diastase des symphyses chez les femmes qui venaient d'accoucher.

Le chapitre relatif aux expériences présenterait un intérêt des plus marqués s'il nous était possible d'enregistrer un grand nombre d'expériences, mais nous ne pouvons que regretter la minorité d'auteurs qui se soient personnellement adonnés à cette étude par rapport à la quantité d'auteurs qui ont parlé de la symphyséotomie,

Très peu, parmi ceux qui se sont occupés de la question expérimentale, ont été originaux, la plupart n'on fait que relater les résultats expérimentaux obtenus par leurs devanciers.

Depuis Sigault jusqu'à nos jours, les résultats ne varient guère, malgré la diversité des expériences; nous allons essayer de mentionner les expériences les plus intéressantes.

Au xviii<sup>e</sup> siècle la doctrine de l'écartement des os du bassin est généralement admise par les accoucheurs et les anatomistes. Nous passerons en revue rapidement les expériences anciennes, nous réservant de nous attacher davantage aux expériences récentes.

Après le mémoire de Sigault, la question de l'écartement des os pubis étant à l'ordre du jour. Camper avait fait en 1770, pour s'assurer de la consolidation des os après la section de la symphyse, une expérience qui eut un grand retentissement.

Sur une truie qui venait de mettre bas, il fendit les pubis : l'animal put marcher et allaiter ses petits; au bout de 15 jours, les os étaient réunis.

Sigault fit peu d'expériences. Baudelocque sembla le prouver dans ces paroles (p. 300) :

« M. Sigault ignorait encore à l'instant où il opéra la femme
« Souchot de combien les os pubis pouvaient s'écarter après la
« section de leur symphyse ; rien ne prouve au moins qu'il en
« fut alors instruit : quelques essais sur le cadavre avant qu'il
« soutînt sa thèse aux écoles de médecine d'Angers ne lui ayant
« montré qu'un écartement d'un pouce et quelques lignes.
« Comme il avait établi sur ce faible produit tous les avan-
« tages de la nouvelle méthode et la préférence qu'elle lui
« paraissait mériter sur l'opération césarienne, nous avons
« borné l'écartement au même point dans nos premières expé-
« riences, et ce fut également d'après le peu d'accroissement
« qu'en reçurent les diamètres du bassin que nous nous pronon-
« çâmes contre cette nouvelle opération et que nous conclûmes

« qu'elle ne pouvait être subtituée à l'opération césarienne. »

Comme on le voit, d'après Sigault, la section des pubis produirait nn écartement d'un pouce et quelques lignes.

Piet assure qu'il a fait plusieurs fois la section de la symphyse pubienne chez des femmes mortes depuis peu et qu'il n'a jamais obtenu un écartement spontané de plus de 7 à 8 lignes d'un pubis à l'autre.

Alphonse Leroy fit de nombreuses recherches sur des cadavres. Il affirmait que l'écartement variait suivant les sujets.

Les os du pubis, dit Leroy, se portent en avant proportionnellement après la section de la symphyse.

Pour 1 pouce d'écartement ($27^{mm}$ environ) ils se portent en avant de 2 lignes ($5^{mm}$ environ), pour 2 pouces ($54^{mm}$) de 5 lignes ($12^{mm}$) à 2 pouces 1/2 ils avancent de 8 lignes ($18^{mm}$), ils avanceraient de presque 1 pouce ($27^{mm}$) dans le cas d'un écartement de 3 pouces ($81^{mm}$). Leroy prétendait qu'après la section de la symphyse on pouvait avoir, sans efforts, un écartement de 2 pouces 1/2 ($68^{mm}$) et il ajoutait que dans deux cas où il avait opéré avec succès, l'écartement était arrivé à 3 pouces ($81^{mm}$).

Baudelocque, après un grand nombre d'expériences sur les cadavres de femmes mortes pendant les suites de couches, arriva aux conclusions suivantes:

1° Après la section de la symphyse, si l'on tient les cuisses médiocrement écartées, les os du pubis s'écartent de 3 à 6 lignes ($7$ à $15^{mm}$).

Mais si on écarte avec force les cuisses jusqu'à les mettre à angle droit avec le corps ou en T, on peut obtenir un écartement de 2 pouces 1/2 ($68^{mm}$), mais on doit pratiquer sur les hanches des pressions dans le même sens.

2° Chez aucune femme, cet écartement n'a pu être obtenu

sans produire de lésions du côté des symphyses sacro-iliaques. Cette déchirure a été plus ou moins étendue selon la forme spéciale du bassin sur lequel on pratiquait l'expérience et suivant la flexibilité des symphyses.

3° Sur un bassin dont le diamètre minimum est de 3 pouces 1/4 (90$^{mm}$ environ) on a avec un écartement du pubis de 2 pouces 1/2 (68$^{mm}$) une augmentation de 5 lignes 1/2 (13$^{mm}$ environ) pour le diamètre sacro-pubien droit et de 2 lignes (5$^{mm}$) à gauche le diamètre transverse qui était de 5 pouces (13$^{cm}$1/2 environ avait augmenté d'un pouce moins 2 lignes (15$^{cm}$ 1/2 environ = 13$^{cm}$1/2 + 1$^{m}$ 3/4 environ). Le diamètre transverse du détroit inférieur s'était augmenté beaucoup plus que celui du détroit supérieur, et la partie supérieure de l'arc des pubis était toujours augmentée proportionnellement à l'écartement des os.

Comme on peut le constater, Leroy et Baudelocque ne divergent guère d'opinion en ce qui concerne l'augmentation du petit diamètre du bassin après la section du pubis.

Baudelocque accepterait les résultats de Leroy, en admettant toutefois les déchirures plus ou moins graves des symphyses sacro-iliaques.

Baudelocque, écrit M$^{me}$ Lachapelle, a eu tort de dire que le produit de la section du pubis considéré dans la direction du petit diamètre du détroit supérieur doit être d'autant plus grand que le détroit sera naturellement plus resserré dans cette direction ; car selon M$^{me}$ Lachapelle la plus simple inspection d'un bassin vicié démontrera le contraire. Plus les pubis seront rentrés, moins l'augmentation sera grande, plus leur angle de réunion sera aigu, et plus leur écartement artificiel sera favorable. Bœr a reconnu cet effet et l'a expliqué mathématiquement,

Desgranges, dans les expériences qu'il a faites à différentes reprises, a trouvé une augmentation de :

6 lignes (13$^{mm}$) pour 1 pouce (27$^{mm}$) d'écartement,

11 lignes (25$^{mm}$) pour 20 lignes (45$^{mm}$) d'écartement ;

15 lignes (33$^{mm}$) pour 2 pouces 8 lignes (72$^{mm}$) d'écartement ;

Les expériences de Ansiaux sont parfaitement conformes à celles de Giraud et donnent les mêmes résultats : nous allons donc donner un aperçu des expériences d'Ansiaux.

« Pour apporter, dit-il, plus de précision et de certitude sur « l'ampliation qu'on peut obtenir par l'écartement des pubis, il « faut joindre aux observations recueillies sur le vivant, les « expériences qui ont été tentées sur le cadavre. »

Selon Ansiaux, Giraud aurait une fois écarté les pubis de 4 pouces, et il en est résulté 1 pouce d'augmentation d'avant en arrière (*Journal de médecine*, fructidor, an XI) ;

Dans un second fait, Giraud n'aurait obtenu qu'un écartement de 3 pouces, avec 10 lignes d'augmentation pour le diamètre antéro-postérieur qui n'avait avant la section de la symphyse que 2 pouces d'étendue.

Voici en résumé les expériences propres à Ansiaux.

1$^{re}$ *Expérience.* — Après la section de la symphyse sur un bassin qui avait 2 pouces 1/4 (61$^{mm}$) d'avant en arrière, il a obtenu trois pouces (81$^{mm}$) d'écartement et dix lignes (23$^{mm}$) d'augmentation pour le diamètre antéro-postérieur.

2$^{e}$ *Expérience.* — Sur un bassin qui avait 2 pouces 1 ligne (56$^{mm}$) de diamètre antéro-postérieur, il a obtenu :

à 1 pouce (27$^{mm}$) d'écartement, 2 lignes 1/2 (5$^{mm}$) d'augmentation.

à 2 pouces 1/2 (67$^{mm}$), 7 lignes (15$^{mm}$).

à 3 pouces (81$^{mm}$), 9 lignes 1/2 (22$^{mm}$).

L'écartement porté plus loin, les symphyses sacro-iliaques se sont déchirées.

3e *Expérience*.—Sur un bassin dont le diamètre antéro-postérieur était de 2 pouces 3 lignes (61ᵐᵐ), Ansiaux a obtenu :

à 1 pouce (27ᵐᵐ) d'écartement, 3 lignes (6 ᵐᵐ) d'augmentation,

à 2 pouces (54ᵐᵐ)d'écartement, 6 lignes (13ᵐᵐ) d'augmentation,

à 3 pouces (81ᵐᵐ) d'écartement, 10 lignes (22ᵐᵐ) d' augmentation.

Selon lui, pour que ces expériences aient tout le succès possible, il faut les tenter immédiatement après la mort de l'accouchée, sans quoi les parties contractent bientôt une raideur qui ne permet pas d'obtenir une ampliation plus considérable : c'est ce qu'il a éprouvé dans les expériences suivantes.

4e *Expérience*. — Une femme rachitique et d'une très petite stature souffrait depuis environ vingt-quatre heures. On reconnut l'impossibilité de l'accouchement par les voies naturelles, et, dans la persuasion que l'enfant avait cessé de vivre, on le tira par lambeaux. La mère succomba le lendemain. « J'obtins « le cadavre, dit Ansiaux, mais il ne put être ouvert que « 36 heures après la mort. »

Le bassin présentait 2 pouces 1/2 (67ᵐᵐ) d'avant en arrière ; la symphyse divisée, l'écartement fut porté à 2 pouces 3/4 (74ᵐᵐ) et le petit diamètre augmenté de 8 lignes (17ᵐᵐ) après quoi les ligaments sacro-iliaques se sont rompus.

5e *Expérience* (faite à l'hospice de la Maternité, 38 heures après la mort).

La bassin avait 2 pouces 10 lignes (76ᵐᵐ) d'étendue au diamètre antéro-postérieur. Les pubis ayant été écartés d'un pouce (27ᵐᵐ) ce diamètre s'est agrandi de 3 lignes (6ᵐᵐ), l'écartement porté à un pouce et demi (41ᵐᵐ), il s'est agrandi de 5 lignes 1/2 (12ᵐᵐ).

6ᵉ *Expérience* (faite à l'hospice de la Maternité, 54 heures après la mort).

Le bassin avait 2 pouces 1 ligne (56ᵐᵐ) au diamètre antéro-postérieur :

à 1 pouce (27ᵐᵐ) d'écartement, il s'est agrandi de 3 lignes (6ᵐᵐ).

à 1 pouce 1/3 (36ᵐᵐ) d'écartement, il s'est agrandi de 5 lignes (11ᵐᵐ).

7ᵉ *Expérience* (faite à l'hospice de la Maternité, 48 heures après la mort).

Sur un bassin dont le diamètre antéro-postérieur était de 2 pouces une ligne (56ᵐᵐ) — la femme était morte à la suite de l'opération césarienne. — Ansiaux a obtenu :

à 1 pouce (27ᵐᵐ) d'écartement, 3 lignes (6ᵐᵐ).

à 1 pouces 4 lignes (36ᵐᵐ) d'écartement 5 lignes (11ᵐᵐ).

Il ajoute que sans doute il aurait obtenu un écartement de 3 pouces (81ᵐᵐ) avec environ 10 lignes (22ᵐᵐ) d'augmentation au détroit supérieur, si depuis la mort il ne s'était point écoulé un temps aussi long qui a déterminé une raideur cadavérique donnant aux expériences des résultats différents.

« Il est essentiel, dit-il, d'engager une bosse pariétale dans « l'espace qui se trouve entre les deux pubis écartés, et ainsi « on obtiendrait encore un avantage qui doit être évalué au « moins à 5 lignes (11ᵐᵐ) ce qui en tout fait un pouce 1/4 « (34ᵐᵐ). »

Dans le *Traité d'anatomie médico-chirurgicale et topographique,* M. Pétrequin regrettait avec raison qu'il manquât à ces expériences une condition majeure : c'était de placer une tête de fœtus dans chaque bassin, et examiner alors le mécanisme de sa sortie.

Capuron rapporte qu'à la société de médecine, Giraud présenta un bassin dont le petit diamètre était de 3 pouces.

A 1 pouce (27$^{mm}$) d'écartement interpubien, ce diamètre s'accrut de 2 lignes (4$^{mm}$).

A 2 pouces (54$^{mm}$) de 4 lignes (9$^{mm}$),

A 3 pouces (81$^{mm}$) de 8 lignes (17$^{mm}$),

A 4 pouces (108$^{mm}$) de 12 lignes (27$^{mm}$).

Et ce qu'il y a de plus merveilleux, ajoute Capuron, sans la moindre rupture des ligaments sacro-coxaux.

Un autre bassin présenté à la même société par Ansiaux s'accrut de 6 lignes (13$^{mm}$) pour un écartement de 3 pouces (81$^{mm}$) entre les os pubis, quant à l'état naturel, il n'était que de 2 pouces 1/4 (61$^{mm}$)

Suivant Gardien :

1°) 3 pouces (81$^{mm}$) d'écartement entre les os pubis augmentent le petit diamètre du détroit supérieur de 6 à 8 lignes (13 à 17$^{mm}$).

2°) L'écartement des os pubis, porté au delà du terme ci-dessus fait croître le même diamètre dans une plus grande proportion.

3°) L'accroissement de ce diamètre est d'autant plus grand que le bassin est plus vicié.

Selon Murat, un écartement de 3 pouces (81$^{mm}$) de la part des deux pubis ne donne que 6 à 7 lignes (13 à 15$^{mm}$) d'agrandissement au diamètre antéro-postérieur du détroit supérieur du bassin.

Hatin, sans se préoccuper des résultats antérieurs, expose ceux qu'il a obtenus dans ses expériences propres.

« Sur le cadavre de plusieurs femmes, âgées de 30 à 40 ans,
« nous ne pûmes obtenir plus de 1 pouce 1/2 (40$^{mm}$) d'écarte-
« ment, sans occasionner la déchirure des articulations posté-
« rieures du bassin.

« Chez 4 autres femmes, âgées de 25 à 30 ans, nous pûmes
« obtenir de 18 à 20 lignes (40 à 44$^{mm}$) ; enfin, chez une femme
« jeune qui était récemment accouchée, les pubis purent être
« écartés de 22 lignes (49$^{mm}$) sans désordres notables du côté
« des symphyses sacro-iliaques. Mais le ramollissement qui
« survient du côté des articulations du bassin chez la plupart
« des femmes enceintes doit nécessairement apporter quelque
« différence dans les résultats de l'opration. L'écartement peut
« donc être porté jusqu'à 2 pouces 3 ou 4 lignes (60 à 63$^{mm}$).

« Lorsque la symphyse pubienne est divisée, les os s'écartent
« spontanément de 8 à 10 lignes (17 à 22$^{mm}$) et, pour obtenir un
« écartement plus grand, il faut agir avec plus ou moins de
« force sur les cuisses ou sur les os des îles. »

Chailly-Honoré dit avoir fait quelques expériences qui lui
auraient prouvé :

Qu'il n'est pas possible de porter l'écartement des symphyses
plus loin que 5$^{cm}$ 1/2 (2 pouces), écartement qui n'augmentera le
diamètre antéro-postérieur que de 1$^{cm}$ (4 lignes), et, si on ajoute
à cela les 7$^{mm}$ donnés par l'engagement de la bosse pariétale
dans l'écartement des pubis, on aura 1$^{cm}$ 1/2 (7 lignes) d'augmentation pour le diamètre antéro-postérieur. S'il a 8$^{cm}$ 1/2
(3 pouces), cette augmentation lui donnera en tout 9$^{cm}$ 1/2
(3 pouces 1/4), et l'accouchement pourra être spontané.

A propos des expériences faites avant lui, Chailly-Honoré
ajoute différentes réflexions qui nous paraissent assez judi-
cieuses pour que nous les relations :

« Il est étonnant, dit-il, que les hommes de l'art n'aient pas
« réfléchi de prime abord qu'aucune règle générale absolue ne
« pouvait être donnée sur un sujet où tout est anomalie, et que
« les expériences des uns ne contredisaient pas directement

« celles des autres, car, enfin, ils manœuvraient sur des bassins
« diversement viciés, et ne pouvaient pas arriver à des résultats
« en tout semblables.

« Ceux qui ont fait des recherches sur les effets de cette
« opération dans le cas de difformité, savent que l'étendue de
« l'écartement possible sans accident est loin d'être le même
« chez toutes les femmes. J'ai observé sur le cadavre que tel
« degré qui, chez l'une, s'effectue innocemment, amène, chez
« une autre, une forte diastase ou même une déchirure des
« symphyses sacro-iliaques. Ce résultat se prévoit à priori : en
« effet, l'inégalité de courbure des deux branches du levier
« représentées par les os coxaux, l'inégalité de ramollissement
« ou de résistance des articulations sacro-iliaques, l'ossification
« de l'une de ses symphyses, sans parler encore des variétés de
« viciation du détroit supérieur, rendent parfaitement compte
« de la diversité des mesures proposées, et il est physiquement
« impossible de déterminer d'une manière absolue la distance
« momentanée qu'on peut sans danger mettre entre les os
« pubis. »

Sans être du même avis qu'Hatin, qui pensait que le grand
bénéfice obtenu par les diamètres transversal et oblique est en
pure perte, parce que l'obstacle est le plus souvent dans le sens
du diamètre antéro-postérieur, Jacquemier insiste surtout sur
l'agrandissement de ces diamètres. Le degré, selon lui, d'agrandissement des diamètres transverse et oblique est de 1/3, 1/2,
2/3 de l'écartement total obtenu entre les pubis, suivant qu'on
s'éloigne ou qu'on se rapproche des extrémités du diamètre
transverse. Dans les rétrécissements du diamètre transverse du
détroit supérieur, la section donnerait un agrandissement
notable et, dans le diamètre coccy-pubien, l'agrandissement

ne serait pas plus considérable qu'au détroit supérieur.

Pour Hubert (de Louvain), sur une femme jeune, morte depuis peu, on peut, sans produire de déchirure dans les symphyses sacro-iliaques, porter l'écartement des pubis à 6$^{cm}$ et même à 8, et, chez les vieilles femmes, on rencontre parfois la soudure des symphyses sacro-iliaques, ce qui empêche l'écartement des pubis; et, dans le bassin oblique ovalaire de Nægele, la synostose s'oppose à ce même écartement.

Sur un bassin ordinaire, chacun des diamètres sacro-pubiens gagne : à 27$^{mm}$ d'écartement, 4$^{mm}$; à 54$^{mm}$ d'écartement, 11$^{mm}$; à 67$^{mm}$ d'écartement, 18$^{mm}$; mais il faut borner l'écartement à 50$^{mm}$ et ne compter que sur un bénéfice total de 15 à 18$^{mm}$. Le diamètre bis-iliaque gagne environ 1/2$^{cm}$ par centimètre d'écartement.

Les diamètres obliques et espaces sacro-cotyloïdiens gagnent moins que le bis-iliaque, mais plus que le sacro-pubien.

Au détroit inférieur, pour les diamètres antéro-postérieur et obliques, le bénéfice est à peu près le même qu'au détroit supérieur, mais, pour le bis-ischiatique, il est plus considérable encore que pour le bis-iliaque. En effet, le sommet de l'arcade pubienne gagne presque 1$^{cm}$ par centimètre d'écartement et le diamètre bis-ischiatique doit gagner plus de 1/2$^{cm}$ puisque les ischions sont plus rapprochés des pubis qui se déplacent, que de la partie postérieure des os coxaux qui reste fixe.

Dans l'*Atlas complémentaire*, M. Tarnier s'exprime ainsi :

« Les expériences faites sur le cadavre ont ici un grand
« intérêt, car leur résultat, quoi qu'on en ait dit, diffère peu de
« celui qu'on obtient sur le vivant. Immédiatement après la
« section de la symphyse, les pubis s'éloignent spontanément
« de 1 à 2$^{cm}$; cet écartement augmente quand on attire les
« hanches et les cuisses en dehors, et il acquiert facilement

« une largeur de 4 à 5ᶜᵐ sans qu'on observe aucune lésion
« importante quand on procède avec douceur et lenteur (pl. 98,
« fig. 2). Si l'on tire avec force sur les cuisses, l'écartement
« augmente encore moins, mais on entend, quand il se produit,
« des craquements au niveau des symphyses sacro-iliaques dont
« les ligaments se déchirent, et, en disséquant ces articulations,
« on trouve qu'elles ont été ouvertes. »

Non seulement, suivant M. Tarnier, le diamètre A P est augmenté, mais les arcs formés par les os iliaques, en se portant en dehors, agrandissent le diamètre sacro-cotyloïdien.

Le diamètre antéro-postérieur s'allonge donc d'un centimètre et, en admettant que la tête soit assez favorablement disposée pour que l'une des bosses pariétales corresponde exactement à l'intervalle des deux os du pubis, elle y fera une saillie d'environ 1/2ᶜᵐ : on obtient alors une augmentation totale de 1ᶜᵐ 1/2 d'avant en arrière.

Dans l'article de M. Bouchacourt du *Dictionnaire encyclopédique* nous trouvons les résultats suivants des expériences pratiquées par lui avec l'aide de MM. Jaboulay et Polosson.

Après la section de la symphyse, si on laisse les cuisses rapprochées et qu'on n'exerce sur les crêtes iliaques aucun effort d'écartement, la symphyse ouverte présente une diduction de quelques millimètres, 6 à 8, souvent moins, quelquefois plus. En écartant les cuisses, après les avoir fléchies, sans appuyer, même légèrement, sur les crêtes et les épines iliaques pour les porter en dehors, on peut, sans déchirure dans les parties molles, ni diastasis dans les symphyses sacro-iliaques, porter l'écartement des pubis à 4 ou 5ᶜᵐ jusqu'à 6 et même jusqu'à 8, surtout si l'on opère immédiatement après la mort sur un sujet jeune et très affaibli. Chaque centimètre d'écartement des pubis accroît de 2$^{mm}$ environ le diamètre antéro-postérieur.

Porté à 5, 6, jusqu'à 8$^{cm}$, maximum de l'écartement possible sans danger, ce sera 15 à 16$^{mm}$ au moins ajoutés au diamètre sacro-pubien. En outre, si la bosse pariétale antérieure, par sa situation au détroit supérieur, peut s'engager dans le vide interpubien, le diamètre bi-pariétal se trouve diminué d'autant, c'est-à-dire de 5 à 6$^{mm}$ au moins dans le sens antéro-postérieur.

M. Bouchacourt admet aussi l'augmentation des diamètres obliques et transverses.

Sur un schéma relevé par M. Polosson, et d'après les indications du professeur Bouchacourt, dans une expérience, ils ont constaté qu'à 4$^{cm}$ d'écartement les symphyses donnent 3$^{cm}$ d'agrandissement de la distance bis-ischiatique, 8$^{cm}$ lui firent gagner 6$^{cm}$2 (62$^{mm}$), et que les extrémités pubiennes des os coxaux se portent à peu près constamment en avant à mesure que leur écartement augmente.

C'est ce que Baudelocque avait démontré.

M. le professeur Pinard a fait avec M. Varnier et M. Faraboeuf des expériences dont on peut tirer les renseignements suivants :

Sur un bassin de femme morte de néphrite 9 jours après un accouchement à terme, moyennant un écartement pubien de 6$^{cm}$, ce bassin de 10$^{cm}$8 est devenu un bassin de 12$^{cm}$4, c'est-à-dire que le diamètre antéro-postérieur a gagné 14$^{mm}$, sans que les puissants ligaments de l'articulation sacro-iliaque aient eu à souffrir de cet écartement et n'ayant seulement déterminé qu'un simple décollement du mince ligament antérieur de la face antérieure de l'os iliaque.

Sur un bassin de vieille femme morte en dehors de tout état puerpéral, un écartement de 3$^{cm}$ des symphyses pubiennes n'a déterminé aucun décollement des ligaments antérieurs de l'articulation sacro-iliaque.

De ces expériences M. Pinard conclut :

1° Que l'agrandissement est possible, qu'il est notable ;

2° Que maintenu dans des limites utiles, il se fait sans autre altération du bassin *qu'un simple décollement* des ligaments antérieurs des symphyses sacro-iliaques ;

Qu'enfin on obtient un agrandissement d'autant plus considérable que le rétrécissement est plus accusé.

Nous avons assisté à la leçon clinique faite par M. le professeur Tarnier à la Clinique de la rue d'Assas et nous avons pu relater les points suivants :

« Sur le cadavre, quand on écarte les pubis, après avoir « dénudé toute la face postérieure du bassin, on voit au niveau « de l'interligne articulaire le ligament antérieur de l'articula-« tion sacro-iliaque se tendre, puis après 2$^{cm}$ ou 2$^{cm}$5 d'écarte-« ment interpubien, ce ligament se décolle de la surface osseuse « de l'os iliaque sur une étendue de un ou de plusieurs centi-« mètres, puis l'interligne articulaire bâille, les deux surfaces « se disjoignent. En écartant davantage vers 5 à 6$^{cm}$ on arrache « le ligament antérieur.

« Ce résultat est à peu près le même chez les femmes qui ont « succombé peu après l'accouchement, malgré la laxité certai-« nement plus grande des ligaments. La différence n'est pas « aussi marquée qu'on pourrait le croire, entre les femmes « récemment accouchées et les femmes non enceintes, et le « décollement se produit toujours et la disjonction articulaire « se manifeste après un écartement de 2$^{cm}$5 et 3$^{cm}$. Les deux

« articulations sacro-iliaques ne se comportent pas d'ordinaire
« identiquement de la même façon quand on écarte les pubis.
« L'une des deux, plus solide, résiste davantage et le décolle-
« ment se produit seulement du côté opposé. »

# MANUEL OPERATOIRE

Dans ce chapitre, nous allons exposer les différents procédés opératoires employés depuis Sigault jusqu'à nos jours et faire connaître les différentes modifications qu'ont apportées ceux qui se sont occupés de la question.

Sigault décrit ainsi sa première opération sur la femme Souchot : « Après avoir fait coucher la femme, les cuisses élevées
« et légèrement écartées, j'incisai la peau et la graisse un peu
« au-dessus du pubis jusqu'à la commissure des grandes lèvres,
« ce qui fut peu douloureux ; cette première incision faite, la
« symphyse, partie insensible, se trouvant à découvert, je péné-
« trai les muscles pyramidaux et la ligne blanche et j'intro-
« duisis par cette ouverture l'index de la main gauche, le long
« de la partie interne de la symphyse ; je continuai la section du
« ligament et du cartilage qui se trouve très épais au dernier
« terme de l'accouchement. Aussitôt après la section, il se fit un
« écartement subit de 2 pouces 1/2 (68$^{mm}$) et je profitai du
« moment pour introduire la main dans la matrice et percer les
« membranes de l'enfant dont je saisis aussitôt les pieds que
« j'amenai au delà. La tête étant encore au-dessus du détroit

« supérieur, je fis écarter le plus possible les cuisses, j'engrenai
« la plus grande portion du pariétal droit dans l'écartement
« dont les téguments bombèrent. Je fis répondre la bosse parié
« tale gauche à la partie latérale droite de la base du sacrum et
« peu après le reste de la tête franchit l'obstacle et les cuisses
« furent abaissées, l'écartement ne se porta plus qu'à 8 lignes
« (18$^{mm}$) et je fis la délivrance. »

Lescure, élève de Leroy, dans sa thèse (*Dissertation sur la section
de la symphyse*, 1803), a décrit d'après les idées de son maître le
procédé suivant : « L'opérateur, dit-il, fera la section de la peau
« à peu près de 9 à 10 lignes (20 à 22$^{mm}$) de longueur, puis il
« mettra à nu la synchondrose qu'il aura bien reconnue, il com-
« mencera la section du cartilage avec beaucoup de lenteur ;
« puis le cartilage étant coupé au tiers, il viendra achever
« la section de la peau qu'il prolongera jusqu'au clitoris.
« La section faite, on replace l'instrument tranchant dans la
« partie du cartilage qu'on a commencé à couper sans s'in-
« quiéter du sang qui s'écoule des petits vaisseaux honteux
« externes. On fait cette section avec beaucoup de lenteur et en
« tâtonnant le cartilage. »

L'opération, comme on le voit, se faisait d'après ce procédé en
deux temps et le but de Leroy était d'empêcher l'accès de l'air
dans la division de la symphyse.

D'après Plenck, on doit diviser la symphyse d'avant en arrière
de manière à ce que le bistouri ne pénètre pas dans le bassin et
ne puisse pas ainsi blesser les organes que cette cavité renferme.

Pour Ansiaux, le moment le plus favorable pour pratiquer la
section de la symphyse est tel qu'il doit l'être pour la terminaison de l'accouchement naturel. Il faut raser le pubis, vider la
vessie avec une sonde. La peau tendue et remontée le plus haut

possible sera incisée depuis le bord supérieur du pubis jusqu'au clitoris. Après avoir reconnu la symphyse, l'inciser lentement ainsi que les ligaments sus et sous-pubiens sans intéresser la vessie ni l'urèthre. Pour cela, se servir d'un bistouri solide à extrémité obtuse. Dès que la symphyse est sectionnée, il se pro— duit un écartement spontané qu'on augmente peu à peu, en éloignant doucement les cuisses ou par une compression lente et graduée sur les crêtes iliaques, alors il survient quelquefois une forte douleur qui fait sortir la tête en logeant une bosse pariétale dans l'écartement. Dans ce cas, abandonner l'accouche— ment à la nature, sinon recourir au forceps. Si l'enfant est dans une mauvaise position, il faut aller chercher les pieds, et amener le fœtus de manière à engager toujours la bosse pariétale dans l'écartement. L'accouchement terminé, on rapproche les cuisses, charpie sur la plaie et bandage de corps avec sous-cuisses. 40 à 60 jours sont nécessaires pour donner à la symphyse une partie de sa solidité primitive et le bandage en fer de Camper n'a pas d'avantage sur la ceinture de toile.

Maygrier décrit ainsi le manuel opératoire : Femme sur le dos. Raser les poils du pénil, sonder la vessie. Détourner le canal de l'urèthre de la marche de l'instrument. Se servir d'un bistouri ordinaire pour faire une incision à la peau et au tissu cellulaire dans la direction de la partie moyenne du cartilage pubien, incision allant de la partie la plus élevée du cartilage à la com— missure de la vulve.

Cette incision doit mettre à découvert la totalité du cartilage interpubien. Pour diviser le cartilage on se sert d'un bistouri à lame courbe et convexe, épaisse sur le dos et terminée par une pointe mousse.

L'instrument doit être porté plutôt de devant en arrière que de haut en bas, pour que la pointe, quoique non offensante, n'en soit pas dirigée contre la vessie. Souvent on éprouve une résistance particulière, aussi l'opérateur doit modérer la force avec laquelle il agit sur le bistouri, car le cartilage pourrait être divisé avec tant de rapidité qu'il ne pourrait parfois plus être maître de l'instrument qui risquerait de blesser profondément la vessie. Même Maygrier conseille de ne point couper complètement le cartilage et d'en abandonner le soin aux deux aides chargés d'agir en sens contraire.

L'écartement spontané est peu considérable, et si on tenait les cuisses en forte abduction, les deux pubis ne s'éloigneraient que d'une ligne ou deux.

L'auteur trouve inutiles les précautions pour prévenir un écartement spontané trop considérable. Il faut *tirer sur les cuisses*, mais prudemment. L'opérateur a dû prévoir le degré d'écartement qui lui était nécessaire, et il ne faut pas aller au delà, car il y a danger. Après la section, si les contractions vont bien, l'accouchement peut être naturel, sinon appliquer le forceps, c'est-à-dire quand la tête est engagée. Mais si la tête est mobile au-dessus du détroit supérieur, faire la version. La malade doit rester au lit de 40 à 60 jours.

Capuron assure que deux instruments suffisent : une sonde et un bistouri, celui-ci doit être convexe sur le tranchant et mousse à son extrémité. Le couteau pliant d'Aitken, imaginé pour ménager le col de la vessie en faisant la section de dedans en dehors, est inutile. La sonde introduite dans la vessie on la vide et on détourne à droite le canal de l'urèthre ; pendant qu'un aide tient la sonde, l'opérateur relève de la main gauche vers le nombril les parties molles pour donner moins d'étendue à l'incision extérieure. Il coupe eusuite

la peau et le tissu cellulaire depuis le bord supérieur de la
symphyse jusqu'au clitoris, sans y comprendre la commissure
antérieure de la vulve. Puis on tranche le cartilage avec beaucoup de lenteur. Si l'on porte l'instrument de haut en bas, on a
soin d'en couvrir la pointe avec l'ongle de l'indicateur gauche
pour éviter la vessie et l'urèthre. Ce qui serait inutile, si, suivant
le conseil de Plenck, on divisait la symphyse d'avant en arrière.
Aussitôt les pubis écartés, on *en modère l'écartement* avec la main
ou avec quelque machine et on tâche de prévenir ainsi les
désordres sacro-iliaques. Ensuite on abandonne l'accouchement
à la nature ou on la termine avec la main ou le forceps.

La femme reste deux mois révolus au lit.

Hatin donne sur le manuel opératoire des détails assez com-
plets que nous résumons ainsi :

L'opérateur se place à droite ou entre les jambes de la femme,
cherche la symphyse et divise successivement les parties molles,
en ayant soin d'inciser la ligne blanche dans la même étendue
pour prévenir les obstacles que pourraient apporter à l'écartement des os les insertions des aponévroses abdominales au
pubis.

L'incision doit se prolonger en bas le long de la branche
gauche de l'arcade du pubis jusqu'à ce qu'il soit possible de
diviser la branche correspondante du clitoris, qu'il vaut mieux
couper que de la laisser se déchirer. Ligature des artères qui
peuvent être sectionnées.

La division du cartilage doit être faite très lentement. L'instrument pour ce temps diffère avec les auteurs. On connaît
l'opinion de Leroy et d'Aitken, mais Desormeaux croit qu'un
bistouri à lame droite et terminé carrément convient mieux.
C'est aussi l'avis de Hatin. Suivant cet auteur, il est préférable

de couper de haut en bas, parce qu'on agit plus sûrement et avec plus de facilité et il faut redoubler de précautions quand on arrive près du ligament sous-pubien, il convient de diriger à gauche l'incision de ce ligament, en même temps qu'on porte l'urèthre en bas et à droite avec la sonde laissée en place.

Quand la symphyse a été sectionnée, on abandonne l'accouchement à la nature, si les contractions sont régulières. Dans le cas contraire, pratiquer la version ou appliquer le forceps. Il semble cependant à Hatin que les efforts nécessaires à l'expulsion et à l'extraction doivent suffire pour porter l'écartement au degré convenable. Cependant dans quelques cas on peut être obligé d'exercer des tractions ménagées sur les os des hanches ou les cuisses. Rapprochement des cuisses et bandage. La plaie extérieure doit être réunie au moyen de bandelettes agglutinatives. Ne laisser marcher la malade qu'après deux mois. La réunion du pubis n'a pas toujours lieu et cependant les femmes peuvent marcher.

Dans sa thèse (n° 115, Paris 1832), Bouillet conseille, pour prévenir un écartement trop brusque et le borner, de fixer les hanches avec un cercle d'acier, et d'introduire une pince fermée entre les os pour les écarter insensiblement en l'ouvrant.

Chailly-Honoré analyse les différents manuels opératoires : nous constatons qu'à cette époque, différents procédés sont mis à l'essai et comme les auteurs se contestent la priorité de tel ou tel procédé, nous allons essayer d'établir la part qui revient à chacun dans cette lutte de préséance.

Dans le *Bulletin thérapeutique* (1836, tome XI, page 275), M. Lacour fait connaître un procédé de symphyséotomie dû à M. Imbert, de Lyon, et décrit pour la première fois en 1834 par Faure-Biguet son élève.

La femme est placée sur le bord de son lit, le siège convenablement élevé, comme pour la taille sous-pubienne ; deux aides maintiennent les cuisses fléchies et légèrement écartées ; une sonde est alors introduite dans la vessie pour évacuer l'urine et rendre ce viscère moins accessible à l'instrument tranchant. elle est ensuite confiée à un aide qui doit incliner et déjeter le canal de l'urèthre du côté opposé à celui de l'incision, afin de le soustraire à l'action du bistouri.

L'opérateur, alors placé entre les cuisses de la patiente, écarte légèrement les grandes lèvres avec l'index et le pouce de la main gauche, de manière à tendre la muqueuse du vestibule, qui acquiert par la dépression de l'urèthre jusqu'à près de 3$^{cm}$ de hauteur, il porte alors la pointe d'un bistouri à rondache au dessous et en arrière de la symphyse, et le dirigeant en haut et en avant, il divise successivement d'arrière en avant, les parties molles et le cartilage inter-articulaire; les téguments restent intacts. Rien de plus expéditif que ce mode de symphyséotomie, il ne faut pas deux minutes pour l'exécuter.

Au congrès de Florence (séance du 25 septembre 1841, p. 684), M. Carbonai a proposé le procédé sous-cutané suivant qui mérite une mention : On fait à la peau, à 16 lignes (35$^{mm}$) au-dessus du pubis, une incision transversale pour introduire sur la ligne médiane et de haut en bas un ténotome droit jusqu'au niveau de la sortie inférieure de la symphyse, on applique le tranchant contre les ligaments et l'on opère la section en lui imprimant de légers mouvements de scie.

Carbonai avait répété alors nombre de fois cette opération sur le cadavre et l'avait toujours achevée sans aucune difficulté. Il ne lui est non plus jamais arrivé de léser les parties voisines, quoiqu'il se fût abstenu de vider la vessie et de déjeter l'urèthre de côté au moyen d'une sonde, comme le conseillent tous les auteurs; malgré l'oubli volontaire de ces précautions il s'est assuré par la dissection que ni le réservoir, ni le conduit de l'urine n'avaient été touchés par le bistouri.

En 1844 Lacour, dans une thèse très intéressante sur les procédés opératoires, répétait le procédé d'Imbert et de Carbonai et faisait connaître qu'en 1786 un chirurgien d'Edimbourg nommé Aitken avait conseillé un procédé analogue de symphyséotomie, et qu'en 1780 sur le conseil de Francesco Canivel, dans un cas de bassin rétréci, l'accouchement ne se faisant pas, son aide Antonio Delgado, faisait, à Utrera dans l'Andalousie, la symphyséotomie sans porter atteinte aux téguments mais en commençant par-dessus le clitoris, ménageant le canal de l'urèthre et pénétra assez en avant pour effectuer la séparation des os (*Journ. de Médec.* Paris 1781, L. V, 7 4).

Nous arrivons à la pubiotomie proprement dite ; appellation due à M. Stoltz qui a décrit un procédé opératoire des plus simples et des plus faciles. Ce procédé consiste à diviser un des pubis près de la symphyse au moyen de la scie à chaînette sans faire d'incision à la peau. Pour cela on pratique une petite boutonnière au mont de Vénus préalablement rasé. Par cette boutonnière on introduit une aiguille longue et légèrement recourbée, à laquelle est fixée une scie à chaînette. On glisse l'aiguille le long de la face postérieure du pubis en rasant l'os e on fait sortir la pointe du côté du clitoris, entre un des corps caverneux et la branche descendante du pubis. On adapte la poignée à la scie et quelques mouvements de va-et-vient suffisent pour diviser le pubis. Le pubis scié, un écartement spontané a lieu et la pression de la tête ou du corps du fœtus l'augmentera (Lacour, thèse Paris 1844).

Dans l'histoire de la symphyséotomie en Italie, nous avons raconté à propos de Galbiati les différentes phases de cette opération de la pubiotomie, depuis le jour où elle fut pratiquée pour la première fois par Gaspare Siebold qui, faisant la seconde symphyséotomie après Sigault, se trouva en présence d'une symphyse ossifiée et eut recours à une scie pour couper le pubis.

Desgranges se trouva dans le même cas, et c'est dans le but de sectionner le symphyse ossifiée que Aitken imagina une scie flexible qui porte le nom de Jeffrey et un bistouri flexible qui devait couper de la partie interne à l'externe.

Champion de Bar-le-Duc émettait de nouveau longtemps après la proposition de Desgranges, c'est-à-dire sectionner de chaque coté des pubis dans le cas d'ankylose.

Comme on le voit le procédé de Stolz, avait été appliqué longtemps avant lui mais avec un insuccès tel qu'il fut rapidement abandonné.

En 1831, Pitois proposait la bipubiotomie mais le professeur Stoltz faisait savoir au jeune médecin que cette opération avait été proposée par d'autres longtemps avant lui, ce qu'il reconnut de bonne grâce, affirmant l'avoir proposée ignorant absolument qu'elle eût été avancée par d'autres avant lui.

A propos de la pubiotomie et du procédé de Stolz, M. Bouchacourt se demande si ce ne serait pas ici le cas de fixer par des points de suture, non seulement les bords de la plaie cutanée, en y comprenant les parties molles sous-jacentes, mais de réunir les surfaces osseuses très exactement, avec des points de suture métallique traversant, sinon tout le tissu osseux lui-même, du moins les couches conjonctives et fibreuses adhérentes au pourtour des surfaces articulaires divisées. Et, ajoute M. Bouchacourt, « aucun essai de ce genre ne paraît avoir été fait, mais

« rien n'empêcherait de tenter au moins la réalisation de cette
« idée. Il est permis d'espérer que ce mode de réunion pro-
« fonde favoriserait singulièrement l'adhésion des parties
« molles superficielles et mettrait le tissu osseux lui-même dans
« des conditions bien meilleures de cicatrisation définitive, tou-
« jours plus longue et plus difficile que pour les parties molles. »

Nous ne reviendrons pas sur un procédé appelé pubiotomie
sous-périostée et qui est attribué à De Cristoforis, de Naples.
Larghi ayant obtenu dans le traitement des affections osseuses
de bons résultats avec la résection sous-périostée, De Cristoforis proposa la même méthode pour enlever toute la paroi antérieure du bassin ou quelques parties seulement selon son rétrécissement, mais, abstraction faite de la difficulté de séparer le
périoste des os qui ne sont pas atteints, dans ce procédé, comme
dans la pelviotomie, on n'obtient pas un agrandissement notable
et on a renoncé à cette méthode.

En 1854, Ollier, dans une communication orale faite à Lyon,
se proposait d'exécuter une nouvelle opération sous le nom de
symphyséotomie préventive.

Cette opération constituerait ainsi une symphyséotomie prématurée ou préventive, comme il y a un accouchement préma-
maturé artificiel ou préventif. Ollier n'a pas donné suite à cette
idée.

Piccinini donne un procédé pour pratiquer l'opération qui est
le suivant : La femme sera placée dans le décubitus dorsal, sur
un plan fortement incliné, comme pour une opération de litho-
tritie ; le bassin sera soutenu par un coussin un peu dur, la tête
étant la partie la plus déclive on comprend que, dans cette position, le poids du fœtus cessant de presser sur les os du pubis, les
manœuvres opératoires seront considérablement facilitées.

Il est indispensable que la vessie soit vidée au moment de l'opération ; outre les avantages qui en résultent au point de vue de la longueur sacro-pubien, la vessie sera moins exposée à être lésée par les instruments : il est bon, une fois l'urine évacuée, d'abaisser la vessie avec la pointe du cathéter, mieux encore de la dévier latéralement, de crainte qu'elle ne s'engage sous l'arcade pubienne pendant l'accouchement.

La section du fibro-cartilage sera exécutée par la méthode sous-cutanée en se conformant aux règles habituelles, on pourra prendre le pli cutané au-dessus du clitoris, un ténotome légèrement incurvé sera préférable ; il est indispensable que la lame ait une certaine résistance. Un bandage de corps sera disposé à l'avance ; la délivrance opérée, ce bandage sera humecté avec de la gomme du Sénégal pour le rendre inamovible : le but auquel il répond est de prévenir l'écartement des cuisses, soit par un mouvement intempestif de la patiente, soit par une maladresse des personnes qui la transportent.

On attend d'ailleurs pour la changer de lit que l'appareil soit à peu près sec. La méthode sous-cutanée évite la suppuration qui viendrait s'ajouter dans d'autres procédés aux conditions pathologiques de la puerpéralité. Autre avantage de cette méthode : c'est la suppression des sutures, on comprend que les parties molles ménagées dans cette méthode contribuent efficacement à maintenir rapprochées les surfaces pubiennes.

En 1881, Novi dans la : *Sinfisiotomia rifugiata pressa la scuola napolitana*, décrit ainsi son procédé :

L'opérateur, placé entre les cuisses de la malade, fait avec un bistouri convexe, et sur la ligne médiane, une incision longitudinale, partant de 1 centimètre au-dessus du pubis, et d'une étendue de 3 centimètres. divisant ainsi toutes les parties molles jusqu'à la symphyse.

Cherchant alors avec l'index gauche, sur le bord supérieur du pubis, la petite dépression qui correspond à l'union des deux os, il la met à nu à l'aide d'un bistouri boutonné.

Ceci fait, et le bord supérieur de la symphyse se trouvant dégagé, il introduit le bistouri à ce niveau, et le fait glisser le long de la face postérieure de la symphyse, jusqu'à l'extrémité inférieure de cette symphyse. Tournant alors le manche de façon que la concavité tranchante de l'instrument corresponde au bord inférieur de la symphyse, il ramène l'instrument de bas en haut, en sectionnant les ligaments et le cartilage inter-articulaire.

Un craquement spécial, le manque de résistance et l'écartement que présentent les os du pubis, indiquent que l'opération est achevée.

L'accouchement terminé, on ramène les os au contact, on suture la plaie, on applique un double spica de laine. autant pour obtenir l'immobilité complète du bassin, que pour maintenir le pansement.

L'opérée est mise au lit au repos absolu. On panse la plaie deux fois par jour, et on ne laisse la femme se lever qu'au bout de quarante à cinquante jours, époque où généralement la consolidation est complète.

Morisani, à la Clinique obstétricale de Naples. décrit ainsi le procédé opératoire qu'il emploie actuellement :

La femme est placée sur le bord du lit dans la position classique et endormie, l'opérateur se place devant. Ayant rasé et soigneusement désinfecté les parties génitales et l'hypogastre. on introduit dans la vessie une sonde de femme en métal, puis on fait, à 2 centimètres du bord supérieur de la symphyse, une incision verticale de 2 à 3 centimètres de long, l'instrument qui sert n'est autre que la faucille de Galbiati, sorte de bistouri fort, boutonné et recourbé sur le tranchant. Le bouton dépasse le bord inférieur de l'articulation, sur laquelle vient appuyer le tranchant courbe de l'instrument, ensuite avec un mouvement d'élévation et d'inclinaison en avant du manche, la jointure est divisée de bas en haut et d'arrière en avant.

Morisani n'a pas toujours employé la faucille pour diviser l'articulation ; plus d'une fois il s'est servi d'un bistouri boutonné à lame courte et résistante et l'articulation fut attaquée d'avant en arrière. Il eut recours pour la première fois à ce procédé pour un accident arrivé au milieu d'une opération : la faucille se cassa au moment où il commença la section de l'articulation ; l'opération fut achevée sans difficulté et sans inconvénient.

Lorsqu'on a fait la section de la symphyse, on abandonne l'accouchement à la nature, si les contractions utérines sont suffisamment énergiques et efficaces. Dans le cas contraire, on fait l'extraction avec le forceps en ayant soin d'exercer une pression modérée sur les trochanters pendant la traction, afin d'éviter l'écartement brusque des os iliaques.

L'accouchement terminé, on nettoie la plaie, on fait des lavages antiseptiques après l'hémostase et on applique une suture à points séparés. Le pansement se fait avec du coton et une ceinture.

Morisani indique un instrument que le D<sup>r</sup> Mancusi, ancien assistant de la clinique, a proposé et qui consiste en un scalpel avec deux guides protecteurs afin d'attaquer l'articulation de haut en bas, d'une façon que Mancusi croit plus facile et plus rapide.

. Spinelli a fait construire par Mathieu, à Paris. un instrument
qui est formé d'un scalpel et d'un manche, la lame du scalpel est
triple, chaque lame est de longueur différente pour répondre aux
différences de longueur que peut présenter la symphyse, le manche est unique et peut être vissé à chaque lame; sur une des faces
du scalpel, on trouve une échelle graduée et un curseur qui sert
une fois fixé à limiter le tranchant d'après les diverses hauteurs
de la symphyse mesurée d'avance; chaque lame est en plus
pourvue d'un double guide protecteur qui empêche la lésion des
tissus placés devant ou derrière l'articulation.

A la 4e réunion de la Société italienne d'obstétrique et de
gynécologie tenue à Naples, Mancusi faisait une communication
sur un procédé nouveau de symphyséotomie qui souleva une
vive discussion, et nous pensons qu'actuellement ce procédé est
abandonné; toutefois, il est intéressant de savoir en quoi il consiste et Mancusi le décrit ainsi :

« Dans deux cas de symphyséotomie j'ai employé les procé-
« dés opératoires que je crois préférables à la méthode ordi-
« naire. Dans le premier cas, j'ai pratiqué une boutonnière sur
« le bord de la symphyse pubienne et une contre-ouverture au-
« dessous de cette même symphyse entre le clitoris et l'orifice de
« l'urèthre; j'ai introduit par la première, à l'aide d'une aiguille
« de Scarpa, une scie à chaînette en la faisant sortir par l'ouver-
« ture inférieure, cela fait, quelques mouvements de la scie
« m'ont suffi pour ouvrir la symphyse et j'ai achevé l'extraction
« du fœtus avec le forceps, les deux branches du pubis ont
« adhéré rapidement et la guérison a été complète.

« Dans le 2e cas, j'ai pratiqué une incision de 1cm 1/2 de lon-
« gueur sur le bord inférieur de la symphyse, j'ai appliqué un
« petit scalpel émoussé à son angle postérieur et par quelques

« coups de massue j'ai divisé la symphyse ; dans ce cas aussi, la
« guérison a été parfaite. »

Mancusi ajoute, pour prouver la valeur de son procédé, une
opinion sur laquelle nous nous permettrons d'émettre quelques
doutes ; dans les deux cas dont il fait mention, il aurait constaté
*non pas une tendance à l'écartement des os iliaques*, mais, au contraire, *un rapprochement qui l'a autorisé à ne pas recourir à un*
appareil d'immobilisation et il lui aurait suffi d'appliquer un
simple bandage de corps.

Cette communication ne reçut pas l'approbation, comme nous
l'avons déjà dit plus haut, et l'assemblée loin de partager l'opinion de Mancusi estima que la méthode ordinaire de symphyséotomie était préférable.

M. Pinard propose le procédé suivant qu'il décrit ainsi :

« Je ne repousse pas formellement les instruments ostéotomes
« employés ordinairement. Je crois même qu'il est sage et pru-
« dent de les avoir à sa disposition. Mais j'estime que le simple
« bistouri à lame courte, solide, et pourtant assez mince, sera
« suffisant, et sera préférable dans la majeure partie des cas.

« Toutes les précautions antiseptiques prises, tous les instru-
« ments chirurgicaux et obstétricaux préparés, je placerais la
« femme dans le décubitus dorsal parfait, au bord d'un lit de
« hauteur modérée, afin de pouvoir la dominer de mon regard
« tombant à pic sur la ligne médiane qu'il s'agit d'inciser. Je me
« placerais à droite de la malade très rapprochée de moi.

« Ayant rasé le pubis, et marqué au besoin au cordeau et à la
« teinture, la ligne médiane sterno-clitoridienne, j'inciserais les
« téguments et la graisse pré-pubienne, attentivement sur cette
« ligne, en tenant mon bistouri incliné, et marchant rigoureu-
« sement dans le plan vertical médian.

« Une incision de 8 à 10$^{cm}$ me paraît convenir. Elle aboutirait
« au-dessus du clitoris, et là, seulement, elle se dévierait légè-
« rement, pour épargner cet organe et ses vaisseaux.

« Je séparerais alors les muscles droits dans la partie supé-
« rieure de la plaie pour permettre au doigt d'entrer dans la ca-
« vité prévésicale, de protéger la vessie et de sentir le bourrelet.
« Alors, ayant repris notion nette de la ligne médiane, j'incise-
« rais la symphyse de haut en bas et d'avant en arrière par plu-
« sieurs traits de bistouri.

« Si j'en juge par le cadavre, quand la symphyse est coupée,
« les pubis s'écartent un peu d'eux-mêmes. Au besoin, je ferais
« solliciter cet écartement par deux aides agissant sur les
« cuisses.

« Je réserverais le ligament sous-pubien pour la fin. Je n'y
« porterais la pointe qu'avec réserve, j'essaierais de le forcer
« avec le doigt. Je ne m'arrêterais qu'après avoir pu passer à
« l'aise le doigt entre les pubis dans toute leur hauteur. Et
« même, je voudrais alors, avant toute tentative obstétricale,
« m'assurer, en provoquant une prudente abduction des cuisses,
« que la section est complète, qu'il ne reste rien en avant dont
« le fœtus ait à triompher par la violence et au péril de sa vie,
« c'est-à-dire que les pubis peuvent s'écarter de 4 à 6$^{cm}$.

« Après m'être assuré ainsi que les pubis sont libres, que les
« ligaments antérieurs sacro-iliaques permettent un écartement
« notable, je remplirais et couvrirais la plaie antiseptiquement
« (pansement provisoire) et je redeviendrais accoucheur. »

Dans la communication faite à l'Académie de médecine le
22 mars 1892, M. Charpentier décrivant le procédé de M. le professeur Pinard ajoute ceci : « J'ignore si M. Pinard a depuis modi-
« fié son procédé, mais je sais qu'il a déjà ainsi pratiqué deux fois

« la symphyséotomie sur deux de ses malades et que dans un
« cas il a eu un accident opératoire, une hémorrhagie qui a sé-
« rieusement compliqué l'opération. Les deux malades sont
« aujourd'hui guéries ; des deux enfants nés vivants, l'un a suc-
« combé, il est vrai, au bout de trois jours ; mais le succès n'en
« est pas moins complet au point de vue opératoire et il est tout
« en faveur de la symphyséotomie. »

Dans le *Bulletin médical* du 23 octobre 1892, un article publié
par M. le D<sup>r</sup> Wallisch relate que M. le P<sup>r</sup> Pinard, pour éviter les
changements d'attitude dans le but d'extraire le fœtus, place au-
jourd'hui, pour opérer, la parturiente dans la position dorso-
sacrée.

Nous nous arrêtons dans ce long exposé des procédés opératoires, car dans notre chapitre intitulé « Résurrection de la symphyséotomie », nous avons fait mention des différents procédés
inhérents à chaque opérateur en parcourant les observations qui
ont trait aux opérations de symphyséotomie pratiquées dans ces
derniers temps.

# ACCIDENTS OPÉRATOIRES

Sans vouloir retracer ici le noir tableau des accidents qui peuvent survenir du fait de cette opération, et décrire les « *lésions aussi nombreuses qu'effroyables* » sur lesquelles ont tant insisté Baudelocque et Murat, qu'il nous soit permis de rappeler que des accidents se sont produits même entre les mains des plus habiles.

Nous ne parlerons pas de la plaie opératoire ; actuellement les procédés antiseptiques éloignent tout danger et la réunion des tissus se fait par première intention. Mais nous devons rappeler que l'on a vu l'écartement du pubis persister, que des déchirures de la vessie ont pu se produire donnant lieu à des fistules consécutives ; que des accidents graves, tels que gangrène et rupture de la vessie et des parois utérines, peuvent être la conséquence d'applications de forceps infructueuses et répétées.

Nous devons rappeler surtout que l'écartement de la symphyse pubienne, lorsqu'il dépasse deux centimètres, amène, fatalement et forcément, non seulement une hyperdistension des ligaments antérieurs sacro-iliaques, mais encore l'écartement des surfaces articulaires ; l'articulation bâille. Nous trouvons l'explication de ce phénomène dans l'anatomie même de l'articulation sacro-iliaque.

Il est facile alors de s'expliquer les souffrances qu'éprouvent les opérées dans cette région, et la nécessité de soins extrêmes, d'appareils de contention, d'immobilisation, destinés à prévenir les inflammations, les arthrites que l'on a eu parfois à constater.

Si nous n'insistons pas davantage sur les accidents opératoires et les suites de couches, c'est afin de ne pas faire double emploi, puisque, aux statistiques, nous avons relevé, d'une façon aussi complète que possible, les accidents survenus au cours de l'opération et les résultats opératoires concernant les mères et les enfants, nous prions donc le lecteur de bien vouloir se reporter à ces tableaux.

# CONCLUSIONS

---

Après avoir passé en revue et analysé la plupart des auteurs anciens et modernes, après avoir traduit à peu près tout ce qui a paru à l'étranger sur la symphyséotomie, qu'il nous soit permis d'espérer que nous n'aurons pas perdu notre peine si ce travail peut aider à placer sous son véritable jour une opération qui intéresse actuellement tous les accoucheurs contemporains.

La connaissance exacte de tout ce qui a été dit d'important sur la question sera peut-être utile à ceux qui voudront faire de nouvelles recherches : la symphyséotomie, conservée précieusement par les illustres représentants de l'école de Naples, conseillée de nouveau par Mangiagalli en Italie (*Una probabile rizurrezione nel campo del'ostetricia operativa*, Milan, 1882) et par Bouchacourt, en France, tend à être pratiquée actuellement par un certain nombre d'accoucheurs en Italie, en France et en Allemagne : Pinard (février 1892), Tarnier (mai 1892), Porak (juin 1892), Guéniot (octobre 1892), Léopold (Dresde, mai 1892), Freund (Strasbourg, avril 1892), Truzzi (Novare, avril 1892).

La section de la symphyse n'agrandit pas seulement le diamètre antéro-postérieur du bassin, mais tous les diamètres et, par suite, la circonférence.

La symphyséotomie n'est pas une opération qui fera disparaître l'accouchement prématuré ni l'embryotomie. Ces deux opérations continueront à avoir leurs indications propres et, dans certains cas, il ne faudra pas hésiter à sacrifier l'enfant pour sauver la mère.

La symphyséotomie, généralement facile, n'est pas une opération qu'on puisse pratiquer à la légère sans en avoir étudié avec soin le manuel opératoire. Les échecs observés entre les mains d'opérateurs habiles en sont la preuve. Des accidents survenus dans certains cas et les statistiques futures montreront quels sont les dangers qu'elle fait courir à la mère; il est probable qu'alors, on se gardera d'en abuser et que, suivant l'exemple de Morisani, on parviendra à spécifier les cas où elle est applicable.

La symphyséotomie actuellement réhabilitée, loin d'être une opération à la portée de tous, ne doit être pratiquée que par des mains expérimentées : on ne devra jamais la tenter sans s'être assuré par le palper de l'écartement des pubis et de la mobilité des symphyses qui la facilitent; le toucher pratiqué suivant les indications données dans le cours de notre travail ne devra pas être négligé, les mensurations aussi exactes que possible du bassin devront être soigneusement prises. On n'oubliera pas que la symphyséotomie donne de bien meilleurs résultats quand on la pratique sans avoir eu préalablement recours à plusieurs tentatives de forceps et surtout lorsque, après avoir pratiqué la version, la tête est retenue dernière.

Associée à l'accouchement prématuré, elle permettra de sauver des enfants que la basiotripsie sacrifierait; grâce à l'antisepsie, elle permettra de restreindre encore le champ de l'opération césarienne, et appliquée dans ses justes limites el e est appelée à rendre de grands services à l'humanité.

En terminant nous ne pouvons qu'applaudir aux efforts de tous ceux qui ont essayé de faire revivre en France la vieille opération de Sigault.

# STATISTIQUES

| Nᵒˢ d'ordre | DATES | NOMS des opérées | OPÉRATEURS | LIEU de l'opération | ÉTAT du bassin C.D. | DURÉE du travail avant et apr[ès] l'opération |
|---|---|---|---|---|---|---|
| 1 | 1ᵉʳ octobre 1777 | femme Souchot | Sigault | Paris | ? p. 6 lig. (67ᵐᵐ) | » |
| 2 | 4 février 1778 | femme de 36 ans | Siébold | Wurzbourg | 2 p. 9 lig. (73ᵐᵐ) | » |
| 3 | 21 février 1778 | » | Déprés de Menneur | St-Pol-de-Léon (Bretagne) | 18 à 20 lignes (40 à 44ᵐᵐ) | » |
| 4 | 28 mars 1778 | femme Loutre | De Cambon | Mons (Belgique) | » | » |
| 5 | 5 avril 1778 | » | Roussel de Vauzesmes | Paris | » | » |
| 6 | 5 avril 1778 | » | Naegele | Spire (Bavière) | 3 pouces (81ᵐᵐ) | » |
| 7 | 24 avril 1778 | » | Escardé et Retz | Arras (France) | 2 p. 9 lig. (73ᵐᵐ) | » |
| 8 | 10 mai 1778 | » | Guérard | Dusseldorf | 2 p. 6 lig. (67ᵐᵐ) | » |
| 9 | 1778 | femme Blandin | Sigault | Paris | 3 pouces (81ᵐᵐ) | » |
| 10 | 1778 | femme Verderet | Sigault | Paris | 3 pouces (81ᵐᵐ) | » |
| 11 | 1778 | femme Laforets | » | » | » | » |
| 12 | 15 nov. 1778 | femme Vespres | » | » | 22 à 23 lignes (49 à 51ᵐᵐ) | » |
| 13 | 12 février 1779 | » | Duret | Brest | exostose de la partie latérale droite du sacrum | travail très long |
| 14 | 30 juin 1779 | » | Van Damne | Racquenghen | » | » |
| 15 | 18 juillet 1779 | Julie Cottet | Leroy | Paris | 2 p. 8 lig. (71ᵐᵐ) | » |
| 16 | 24 juillet 1779 | Du Belloy | » | » | 2 p. 9 lig. (74ᵐᵐ) | » |
| 17 | janvier 1780 | femme Loutre | De Cambon | Mons (Belgique) | » | » |

| PRATIQUES et manœuvres avant et après l'opération | PRÉSENTATION au moment de l'opération | PRÉSENTATION à la sortie | RÉSULTATS pour la mère | RÉSULTATS pour le fœtus | SUITES | OBSERVATIONS et notes | INDEX bibliographique |
|---|---|---|---|---|---|---|---|
| » | siège | pieds | guérie | vivant | incontinence d'urine | 5ᵉ grossesse, les autres enfants morts | Baudelocque |
| version | sommet | extraction par les pieds | » | mort | » | » | Baudelocque |
| » | tête et mains | tête | » | » | » | » | Baudelocque |
| » | tête avec procidence du cordon | » | » | » | » | » | Baudelocque |
| » | » | » | morte | vivant | » | la femme mourut de gangrène des organes génitaux | Harris |
| » | tête | extraction par les pieds | » | mort | » | » | Baudelocque |
| » | » | » | » | » | » | » | Baudelocque |
| prise d'un pied crân. forc. crochet | » | par les pieds | » | » | » | » | Baudelocque |
| » | » | » | guérie | » | » | » | Baudelocque |
| » | » | » | » | » | » | » | Baudelocque |
| » | » | » | » | » | » | la femme marcha 15 jours après l'opération | Baudelocque |
| » | » | » | morte | » | » | » | Baudelocque |
| plusieurs applicat. de forceps | sommet | sommet | guérie | » | fistule urinaire | » | Baudelocque |
| » | face, position transversale | face | » | vivant | » | enfant mourut 3 semaines après | Baudelocque |
| plusieurs applicat. de forceps | face, position transversale | face | guérie | vivant | prolapsus de l'utérus | » | Baudelocque |
| » | » | » | » | » | » | » | Baudelocque |
| » | » | » | » | » | » | La même femme du n° 4 | Baudelocque |

| Nos d'ordre | DATES | NOMS des opérées | OPÉRATEURS | LIEU de l'opération | ÉTAT du bassin C.D. | DURÉE du travail avant et après l'opération |
|---|---|---|---|---|---|---|
| 18 | 9 août 1780 | femme de 42 ans primipare | Del Gado dirigé par Canivel | Utrera Andalousie | » | 3 jours de travail |
| 19 | 5 décembre 1781 | » | Du Chaussois | Lyon | 1 p. 7 l. (45$^{mm}$) | » |
| 20 | 24 décem. 1781 | » | Antoine Lavagnino | Gênes (Italie) | 2 p. 5 l. (65$^{mm}$) | » |
| 21 | 4 sept. 1782 | » | John Welchman | Kingston (Angleterre) | 2 p. 3 l. (61$^{mm}$) | travail long |
| 22 | 11 février 1783 | » | Riollay | Paimpol (France) | 3 p. (81$^{mm}$) | » |
| 23 | mars 1783 | » | Giovanetti | Borgod'Orta (Italie) | » | 4 jours de travail |
| 24 | 20 octobre 1783 | » | G. Damen | Aix | Rétrécissement au détroit inférieur dans le diamètre bi-ischiatique | 3 jours de travail |
| 25 | novembre 1783 | » | M. W. | Paris | Soupçon d'une exostose | » |
| 26 | 7 août 1784 (rapportée dans le Journal de Méd. avr.1785) | femme Huguet | Leroy De Mathiis | | 2 p. 3 l. (61$^{mm}$) | » |
| 27 | 12 mars 1785 | Inconnue dans la maison Morlai. | Leroy | » | 3 p. 2 l. (88$^{mm}$) | » |
| 28 | 17 avril 1785 | Marie Roullé | De Mathiis | » | 2 p. 6 l. (67$^{mm}$) | travail long |
| 29 | 24 avril 1785 | » | Leroy | » | 2 p. 6 l. (67$^{mm}$) | » |
| 30 | 11 août 1785 | » | Damen | | » | » |

| PRÉSENTATION du fœtus | DIAMÈTRE conjugué | DURÉE du travail avant l'opération | CAUSE de mort de la femme | OBSERVATIONS |
|---|---|---|---|---|
| » | 67 » | | | |
| » | 74 » | | | |
| sommet | 74ᵐᵐ | | | |
| » | 67 » | | | |
| » | 74 » | | | |
| » | 74 » | | | |
| » | 81 » | | | |
| » | 81 » | | | |
| » | 66 » | | | |
| » | 67 » | | Endocardite et vaginite diphtérique | |
| » | 69 » | | | |
| » | 81 » | | | |
| » | 74 » | | | |
| » | 67 » | | Métro-péritonite septique le 26 décembre 1880 | Il y avait épidémie dans la clinique |

# TROISIÈME STATISTIQUE

| Nos d'ordre | DATES | NOMS | OPÉRATEUR | LIEU de l'opération | CONDITIONS du bassin Diamètre conjugué | DURÉE de l'accouchement avant et après l'opération |
|---|---|---|---|---|---|---|
| 1 | 19 mai 1881 | Di Lucrezia Cristina | » | Naples Hôpital des Incurables | 2 p.1/2 (67$^{mm}$) | 24 h. de travail |
| 2 | 18 juin 1881 | Tizzano M. Grazia | » | » | 2 p.1/2 (67$^{mm}$) | 24 h. de travail |
| 3 | 24 janvier 1882 | Piacentino Lucia | » | » | 2 p.3/4 (74$^{mm}$) | 20 heures |
| 4 | 8 avril 1882 | Ponzi Concetta | » | » | Tumeur dure dans le côté droit bassin | 48 heures |
| 5 | 20 avril 1882 | Follica Anna | » | » | 3 p. (81$^{mm}$) | 30 heures |
| 6 | 13 juillet 1882 | Di Pietro Adelaïde | » | » | 3 p. (81$^{mm}$) | 20 heures |
| 7 | 31 juillet 1882 | Muccardi Raffaela | » | » | 2 p.3/4 (74$^{mm}$) | 24 heures |
| 8 | 14 janvier 1883 | Esposito Luigia | » | » | 2 p.3/4 (74$^{mm}$) | 13 heures |
| 9 | 15 juillet 1883 | Piacenza Anna | Morisani | Clinique Obs. | 2 p.3/4 (74$^{mm}$) | 29 heures |
| 10 | 19 mars 1884 | Cardone Gior. | Morisani | Clinique Obs. | Bassin spondylolist. Espace utile: 68$^{mm}$ | 11 heures |
| 11 | 12 juin 1884 | Maria Carmela | Martini | Incurables | (3 p. (81$^{mm}$) | 20 heures |
| 12 | 24 août 1884 | Piccolo Agnesce | Novi | » | 2 p.1/2 (67$^{mm}$) | 3 jours de travail |

| MANŒUVRES avant et après l'opération | PRÉSENTATION au moment de l'opération | PRÉSENTATION et position au moment de la sortie | RÉSULTATS | | OBSERVATIONS |
| --- | --- | --- | --- | --- | --- |
| | | | pour la mère | pour l'enfant | |
| Extraction par les pieds | siège (2e position) | pieds | guérie | vivant | |
| forceps | sommet (OIGA) | sommet | » | » | |
| » | sommet | » | » | » | |
| » | » | » | morte | » | Il faut tenir compte de la longue durée de travail et de la cause du rétrécissement |
| orc. avant l'opérat. ccouchement pré-maturé provoqué. Forceps avant t après l'opération. Version | » | » | » | » | |
| | » | extraction par les pieds | guérie | mort | On a provoqué l'acc. prématuré pendant la 1re semaine du 9e mois. Après la rupture des membranes, on a appliqué 2 fois le forceps mais sans aucun résultat. On a pratiqué la symphyséotomie et après, la version. Ne pouvant pas extraire la tête parce que l'occiput s'était mis en rapport avec la concavité du sacrum, on a appliqué de nouveau le forceps et on a extrait un fœtus mort. L'opération est injustifiable et l'on peut bien s'étonner que la femme soit guérie |
| forceps | » | sommet | morte d'hémorrhagie secondaire par inertie utérine | vivant | L'hémorrhagie ne peut pas être attribuée à...uration |
| Accouchement rématuré artificiel Forceps | » | » | morte | mort | Opération injustifiable |
| Hystérotomie vaginale forceps | sommet OIGA | Sommet en position occipito-pubienne | guérie | vivant | |
| forceps | sommet OIGA | Sommet en position occipito-pubienne | morte | vivant | Infection puerpuérale. Abcès pelvien. Tétanos |
| forceps | sommet | Sommet en position occipito-pubienne | morte | vivant | Endometrite gangreneuse |
| lusieurs manœuvres avant l'opération | » | » | guérie | prémort | Opération injustifiable. Le fœtus étant mort, on devait opérer sur le fœtus |

| N°s d'ordre | DATES | NOMS | OPÉRATEUR | LIEU de l'opération | CONDITIONS du bassin Diamètre conjugué | DURÉE de l'accouchement avant et après l'opération |
|---|---|---|---|---|---|---|
| 13 | 8 novembre 1884 | Tapitto Francesca | Martini | » | 3 p. (81$^{mm}$) | 12 heures |
| 14 | 24 mars 1885 | DiLardoClementina | Novi | » | Ostéomalacie diamètre bi-ischiatique (1$^{cm}$ 1/2) | 4 jours de travail |
| 15 | 7 juin 1885 | Buono Rosa | Olivieri | » | 2 p.3/4 (74$^{mm}$) | 48 heures |
| 16 | 29 septembre 1885 | Narcisso Anna | Novi | » | 3 p. (81$^{mm}$) | 13 heures |
| 17 | 20 décembre 1885 | Addati Grazia | » | » | 3 p. (81$^{mm}$) | 48 heures |
| 18 | 8 janvier 1886 | Adamo Concetta | » | » | 3 p. (81$^{mm}$) | 6 heures |

Tableau synoptique

{ OPÉRATIONS — 18

RÉSULTATS

POUR LA MÈRE — guéries mortes — 10  8 — 18

POUR L'ENFANT — vivants morts — 13  5 — 18 (3 étaient morts-n

| MANŒUVRES avant et après l'opération | PRÉSENTATION au moment de l'opération | PRÉSENTATION et position au moment de la sortie | RÉSULTATS | | OBSERVATIONS |
| --- | --- | --- | --- | --- | --- |
| | | | pour la mère | pour l'enfant | |
| version | » | Extraction par les pieds | morte | » | Opération qu'on ne peut pas justifier |
| Après l'opération craniotomie et forceps | sommet OIDP | tête | guérie | » | Elle était accouchée 4 fois spontanément |
| forceps | sommet OIDP | » | guérie | vivant | |
| » | sommet OIGA | sommet | » | » | |
| Plusieurs applications de forceps Tarnier avant l'opération | sommet OIGT | » | morte | » | Il faut tenir compte de la longue durée du travail et des applications répétées plusieurs fois du forceps |
| forceps | sommet | » | guérie | » | Pendant l'opération on a sectionné l'uréthre. Il reste une fistule uréthro-vaginale avec la lèvre adhérant à la paroi postérieure de la symphyse pubienne. Opérée à la clinique obstétricale par Morisani de la fistule uréthro-vaginale, la femme est guérie |

| DATES | LOCALITÉS | OPÉRATEURS | HÔPITAL OU PRIVÉ | ÂGE | NOMBRE DE GROSSESSES | CAUSE DE DYSTOCIE | TEMPS DE TRAVAIL | DIAMÈTRE P. & P. M. | PARTIE SE PRÉSENTANT | AIDE POUR LA DÉLIVRANCE | DÉCÉDÉE POUR LA FEMME | RÉSULTAT POUR L'ENFANT | SEXE DE L'ENFANT | POIDS DE L'ENFANT | DIAMÈTRE BIPARIÉTAL | MALADIES DÉLIRANTES | REMARQUES |
|---|---|---|---|---|---|---|---|---|---|---|---|---|---|---|---|---|---|
| Août.... 25 87 | Naples | D* G.-B. Mancusi | privé | 41 | 1 | bassin rachitique | quinze heures | 2 3/4 · 70 | tête | forceps | guérie | vivant | garçon | 3 030 | 3 7-16 · 98 | aucune lésion pour la locomotion. | Section faite avec une scie à chaîne |
| Février.. 20 88 | " | Prof. Otavio Morisani | clinique obstétrique | 15 | 1 | id. | trois jours | 2 3/4 · 70 | tête et bras gauche | .......... | " | " | " | 2 930 | 3 5/8 · 92 | id. | Son squelettique rompu pendant 52 heures. |
| Mars ... 6 88 | " | id. | id. | 23 | 1 | id. | membranes entières | 2 3/4 · 70 | tête | forceps | " | " | " | 3 060 | 3 11-16 · 94 | id. | Hors du lit le quinzième jour. |
| Août.. 16 88 | " | D* Mancusi | privé | 28 | 9 | ? | .......... | 2 9/16 · 65 | " | version | " | " | " | 2 940 | 3 5/8 · 92 | id. | Levée le deuxième jour. |
| Janvier.. 25 89 | " | Prof. O. Morisani | clinique obstétrique | 24 | 1 | bassin rachitique | .......... | 2 3/4 · 66 | " | forceps | " | " | " | 2 570 | 2 3/16 · 83 | id. | A quitté l'hôpital le deuxième jour. |
| Mai.. 2 89 | " | D* Mancusi | privé | 23 | 2 | id. (cas 2) | membrane rompue pendant une heure | 2 3/4 · 70 | " | " | " | " | fille | 2 610 | 3 1/2 · 90 | id. | .......... |
| Juillet.. 3 89 | " | Prof. R. Nori | incurables | 35 | 1 | bassin rachitique | .......... | 2 3/4 · 70 | derrière | sortie par les pieds | " | " | fille | ? | ? | id. | .......... |
| Juillet.. 11 89 | " | id. | id. | 27 | ? | ostéomalacie | .......... | 2 3/16 · 81 | tête | forceps | " | " | garçon | ? | ? | id. | .......... |
| Sept.. 12 89 | | D* Mancusi | privé | 25 | 2 | ? | .......... | 3 1/16 · 78 | " | .......... | " | " | " | 3 340 | 3 1/4 · 92 | fistule vésico-vaginale. | Levée le huitième jour. |
| Octobre.. 7 89 | " | D* Carlo Scibelli | id. | 24 | 1 | bassin rachitique | treize heures | 2 13-16 · 73 | " | .......... | " | " | ? | ? | ? | fistule vésico-vaginale. | [illegible] |
| Octobre.. 28 89 | " | Prof. R. Nori | incurables | 23 | 1 | id. | .......... | 2 13-16 · 74 | " | forceps | " | " | garçon | ? | ? | [illegible] | A quitté l'hôpital le dixième jour. |
| Février.. 20 90 | " | Prof. O. Morisani | clinique obstétrique | 21 | 2 | id. (cas 1) | .......... | 2 3/4 · 70 | " | version | " | " | " | 2 600 | 3 1/2 · 90 | aucune lésion dans la locomotion. | A quitté l'hôpital le dixième jour. |
| Mars.. 28 90 | " | id. | id. | 15 | 1 | ? | membrane rompue pendant 24 heures | 2 3/4 · 70 | " | id. | " | mort en 12 heures | fille | 2 240 | 3 3/4 · 9 | id. | Fœtus asphyxié par le bras et asphyxié. |
| Avril.. 4 90 | " | Prof. R. Nori | incurables | 21 | 2 | bassin rachitique | .......... | 2 3/8 · 67 | " | forceps | " | vivant | garçon | 3 000 | 3 13-16 · 100 | id. | Levée au bout de 70 jours; à quitté quelques jours plus tard. |
| Mai.. 4 90 | Bronte L. | D* F. Campione | privé | 13 | 5 | ostéomalacie | vingt-quatre heures | 2 13-16 · 74 | " | id. | " | " | ? | ? | ? | id. | Enfoncement rectal le trente-cinquième jour. |
| Mai.. 30 90 | Naples | Prof. O. Morisani | clinique obstétrique | 31 | 2 | bassin rachitique | membrane rompue | 3 1/8 · 10 | " | id. | " | " | " | 3 610 | 3 3/4 · 97 | id. | A quitté l'hôpital le dixième jour. |
| Sept.. 12 90 | " | D* Martino | incurables | 24 | 1 | id. | .......... | 2 3/8 · 65 | épaule droite, chute du cordon | morte | mort asphyxié | ? | ? | ? | [illegible] | La femme est morte du métroperitonite. |
| Nov.. 12 90 | " | Prof. O. Morisani | clinique obstétrique | 15 | 5 | id. | .......... | 2 3/8 · 75 | " | forceps | guérie | vivant | garçon | 2 920 | 3 3-16 · 83 | aucune lésion dans la locomotion. | A quitté l'hôpital le treizième jour. |
| Février.. 18 91 | " | D* Mancusi | privé | 24 | 3 | id. (cas 10) | .......... | 2 4/16 · 76 | " | " | " | " | fille | 3 070 | 3 1/2 · 90 | id. | Levée le septième jour. |
| Avril.. 22 91 | " | D* Nicola Postiglione | clinique obstétrique | 33 | 1 | bassin rachitique | quatre jours | 2 1/8 · 60 | " | " | " | " | " | 3 240 | 3 3/4 · 94 | fistule vésico-vaginale. | .......... |
| Juin.. 9 91 | " | D* Francesco Caruso | privé | 25 | 1 | id. | quarante-huit heures | 2 3/4 · 70 | " | " | " | mort fatalement asphyxié | garçon | 3 200 | 3 9-16 · 16 | aucune lésion dans la locomotion. | Levée le cinquième jour. |
| Juin.. 13 91 | " | D* Mancusi | " | 24 | 1 | id. | douze heures | 2 3/4 · 60 | " | version | " | vivant | fille | 2 920 | 3 7-16 · 83 | fistule vésico-vaginale. | .......... |
| Juillet.. 10 91 | " | Prof. O. Morisani | clinique obstétrique | 34 | 3 | id. (cas 17) | membrane entières | 2 13-16 · 72 | " | forceps | " | " | " | 2 430 | 3 3/8 · 90 | aucune lésion dans la locomotion. | A quitté l'hôpital le huitième jour. |
| Sept.. 10 91 | " | Prof. Nori | incurables | 20 | 1 | bassin rachitique | .......... | 2 3/8 · 67 | " | " | " | " | ? | ? | ? | ? | .......... |
| Sept.. 20 91 | " | id. | clinique obstétrique | 32 | 5 | id. (cas 1) | membrane rompue | 2 3/4 · 70 | " | " | " | " | garçon | 3 500 | 3 13-16 · 97 | aucune lésion dans la locomotion. | A quitté l'hôpital le quinzième jour. |
| Nov.. 10 91 | " | D* Lavetti | incurables | ? | 1 | bassin contracté | .......... | 2 1/2 · 64 | " | ? | " | " | " | ? | ? | aucune lésion dans la locomotion. | ? |
| Nov.. 20 91 | " | Prof. O. Morisani | clinique obstétrique | 27 | 1 | bassin rachitique | douze heures | 2 3/4 · 70 | tête | forceps | " | " | garçon | 3 500 | 3 3.4 · 94 | aucune lésion dans la locomotion. | .......... |
| Nov.. 28 91 | " | id. | id. | 18 | 3 | ? | .......... | 2 1/2 · 64 | " | .......... | " | " | " | 3 100 | 3 5-16 · 93 | [illegible] | Fœtus du huit mois délivré. |
| Janvier.. 13 92 | " | Prof. R. Nori | incurables | 14 | 1 | bassin étroit | .......... | 2 13-16 · 71 | " | .......... | " | mort | fille | ? | ? | id. | .......... |
| Février.. 4 92 | Pavia | Prof. A. Pinard | clinique Baudelocque | 32 | 4 | bassin rachitique | .......... | 3 13-16 · 97 | " | version | " | Mort le 2* jour | ? | 3 350 | ? | id. | Travail produit en huit mois 1/2; levée le vingt-cinquième jour. |
| Février.. 7 92 | Naples | D* F. Caruso | privé | 28 | 1 | bassin général rétréci | membrane rompue pendant 5 heures | 2 3/4 · 70 | " | .......... | " | vivant | fille | 3 000 | 3 1/2 · 90 | id. | Au lit pendant un mois. |
| Février.. 23 92 | Paris | Prof. A. Pinard | clinique Baudelocque | ? | 1 | bassin rachitique | id. | ? | tête | forceps | " | " | garçon | 3 630 | ? | id. | Levée le trente-cinquième jour. |
| Mars.. 23 92 | " | id. | id. | 30 | 1 | bassin ostéomalacique | .......... | 3 9-16 · 90 | " | " | " | " | " | 2 730 | ? | ? | Travail produit en huit mois 1/2; levée le vingt-neuvième jour. |
| Avril.. 7 92 | Naples | Prof. O. Morisani | clinique obstétrique | 22 | 1 | bassin rachitique | .......... | 2 1-16 · 70 | " | " | " | " | ? | ? | ? | ? | .......... |
| Avril.. 19 92 | Strasb. | Prof. Wilh. A. Freund | Maternité | 35 | 3 | bassin rachitique aplati | six jours, eaux s'écoulant pendant 3 jours | C. B. · 100 | " | accouché | " | " | garçon | 4 460 | 1 5-16 · 110 | parfaite guérison. | Lavée au bout de 30 jours environ. |
| Avril.. 30 92 | Novare | Prof. Ettore Truzzi | id. | 43 | 9 | bassin aplati, non rachit. | vingt-deux heures | 2 13-16 · 75 | " | forceps | " | " | fille | 3 340 | 3 3/4 · 90 | id. | Tous les enfants précédents perdus pendant le travail. |
| Mai.. 25 92 | Dresde | Prof. G. de Leopold | .......... | 37 | 1 | bassin rachitique | .......... | " | " | " | " | " | fille | 3 565 | ? | id. | Levée le treizième jour. |
| Mai.. 27 92 | Paris | Prof. S. Tarnier | Maternité | 31 | 5 | id. | Travail produit en 8 mois | 3 13-16 · 78 | tête | forceps | " | " | garçon | 3 530 | 3 1/2 · 90 | id. | Levée le vingt-sixième jour; trois céphalotripsies et une hystéro-tripsie dans les accouchements précédents. |
| Juin.. 11 92 | " | D* Porak | Lariboisière | .... | .... | id. | .......... | 3 3/4 · 96 | .......... | " | " | garçon | 3 310 | .......... | marche aussi bien qu'avant au bout de 4 heures; gression possible. | Symphyse fortement tirée en sept jours. |
| Juin.. 20 92 | Dresde | Prof. G. de Leopold | .......... | 37 | 8 | id. | .......... | 2 3/4 · 70 | tête | forceps | " | " | ? | ? | ? | ? | .......... |
| Juillet.. 9 92 | Naples | Prof. O. Morisani | clinique obstétrique | 23 | 2 | id. | .......... | 2 13-16 · 72 | " | " | " | " | ? | ? | ? | ? | .......... |
| Juillet.. 11 92 | " | id. | id. | 44 | 9 | id. | .......... | ? | " | .......... | " | " | ? | ? | ? | ? | .......... |
| Juillet.. 15 92 | Paris | D* Porak | Lariboisière | .... | .... | bassin cyphotique | .......... | ? | plusieurs applications de forceps avant l'opération | " | " | " | ? | ? | ? | .......... |
| .......... | Lyon | Prof. A. Pinard | clinique Baudelocque | .... | 3 | .......... | .......... | ? | " | " | " | " | ? | 4 000 | ? | ? | Suture radicale, hémorragie de la délivrance, la femme meurt 8 heures après. |
| .......... | Lyon | Prof. Pozzier | Charité | .... | | .......... | .......... | ? | " | " | " | " | ? | ? | ? | ? | ? |
| Mai.. 11 93 | St.-Étienne | D* Deschamp | Hôtel-Dieu | 24 | ? | rachitisme | en heures | ? | " | avortement | forceps | guérie | mort | ? | ? | 116 | .......... |
| Octobre.. 6 93 | Paris | D* Guéniot | Maternité | 34 | ? | bassin ostéo-fémoral | 8 heures | 63 | " | " | " | vivant | garçon | 3 100 | ? | 96 | .......... |
| Octobre.. 31 93 | " | D* Porak | Lariboisière | 44 | 3 | bassin rétréci | 78 heures | ? | " | " | bassin | mort | .......... | ? | 3 250 | ? | 91 | M. Porak attribue la mort de la femme à une rupture utérine causée par les applications de forceps suivant le diamètre antéro-postérieur du détroit supérieur. |

# APPENDICE

# APPENDICE

Dans le cours de notre travail, à la page 109, nous exprimions le regret de ne pouvoir relater toutes les observations de symphyséotomie pratiquées en France pendant l'année 1892 et de ne pouvoir ainsi donner une statistique aussi complète que possible. Actuellement nous avons pu recueillir un certain nombre d'observations, et nous allons essayer de combler cette lacune en publiant dans un chapitre que nous ajoutons à notre thèse ces observations que des circonstances indépendantes de notre volonté nous avaient empêché de faire connaître.

Le 7 décembre 1892, M. le professeur Pinard rapportait treize cas de symphyséotomie pratiquée à la Clinique Baudelocque pendant l'année 1892.

Toutes ces observations ont été publiées dans les *Annales de Gynécologie et d'Obstétrique* de décembre 1892 et nous les relatons ici, tout en faisant remarquer que les trois premières ont été rapportées, très brièvement, il est vrai, à la dernière statistique de notre thèse.

OBSERVATION I. — 4 février 1892 (PINARD).

Femme B..., 32 ans. Secondipare, bassin canaliculé, promonto-sous-pubien, page 7.

1er *accouchement* : 13 juillet 1886, à terme (Maternité).

Présentation de l'épaule; procidence du cordon. enfant mort et macéré. Embryotomie rachidienne par M. Ribemont-Dessaignes avec l'embryotome de Tarnier.

La tête ne put être extraite qu'après basiotripsie. Cette femme est sortie 32 jours après.

2<sup>e</sup> *accouchement* : 3 février 1892 ; dernières règles du 1<sup>er</sup> au 6 mai 1891.

Le fond de l'utérus remonte à 36 cent. au-dessus du bord supérieur de la symphyse. Hydropisie de l'amnios ; fœtus mobile ayant tendance à se présenter par le siège, paraissant volumineux. Le palper mensurateur accuse une disproportion considérable.

Introduction d'emblée du ballon Champetier à 7 h. 1/2 du soir, le 3 février. A minuit 1/4, la dilatation est complète et l'expulsion du ballon est imminente.

A minuit 30, chloroforme ; extraction du ballon ; la poche des eaux est intacte. On tente à plusieurs reprises, mais sans succès, de ramener en bas, par manœuvres externes, la tête du fœtus qui se présente par le siège en droite transversale.

M. Pinard se décide alors à faire l'extraction par les pieds après symphyséotomie préalable. A minuit 50, commencement de l'incision. Après symphyséotomie, écartement spontané de 1 cent.

A 1 heure 15, rupture artificielle des membranes et commencement de l'extraction ; à 1 heure 20, le siège est hors de la vulve ; à 1 heure 24, extraction de la tête par la manœuvre de Champetier, extraction difficile, accompagnée de deux ressauts dont le dernier est le plus marqué. L'écartement n'a pas été mesuré. Délivrance.

A 1 heure 45, la suture est faite et le pansement fixé par une ceinture plâtrée. L enfant pèse 3350 grammes et mesure 52 cent.

Il est en état de mort apparente, mais ne tarde pas à être ranimé par simples frictions et à crier.

Enfoncement du pariétal postérieur, le droit, siégeant au lieu d'élection, profond et tel que tandis que le diamètre bipariétal mesure 9 cent. 8, le diamètre qui va du fond de la dépression à la bosse pariétale antérieure mesure 8 cent. 9 seulement.

Enfant mort le 6 février à 6 heures du soir (3<sup>e</sup> jour), ayant présenté les symptômes classiques de l'hémorrhagie méningée. Tête conservée au Musée.

Suites de couches normales ; une seule fois, le 5<sup>e</sup> jour, la température a atteint 38°,2. Réunion par 1<sup>re</sup> intention.

L'opérée se lève le 23 février (21<sup>e</sup> jour) et marche sans douleurs. Pas de mobilité anormale.

Revue le 7 décembre 1892. Aucun trouble de la marche ni de la miction.

OBSERVATION II. — 22 février 1892 (PINARD).

Femme G..., primipare. Bassin aplati, promontoire accessible (Pinard).

Dernières règles du 10 au 12 mai 1892. A terme.

Entrée à Baudelocque à 9 h. 1/4 du soir, le 24 février, la dilatation étant comme 1 franc; membranes intactes, tendues.

Le fond de l'utérus remonte à 47 cent. au-dessus du bord supérieur de la symphyse.

Gros œuf. Présentation du sommet non engagé en gauche transversale. Enfant vivant.

Rupture artificielle des membranes à 10 h. 1/4 du soir, le 24 février; 400 grammes de liquide.

Dilatation complète à 4 h. 1/2 du matin, le 25 février. La tête est fixée mais non engagée.

A 7 h. 1/2 du matin, l'engagement ne se faisant pas malgré de bonnes contractions, M. Lepage, répétiteur, fait sous le chloroforme une première application de forceps. Tractions pendant 15 minutes sans résultat.

A 8 h. 4, seconde application de forceps. Tractions pendant 3 minutes seulement; aucun progrès.

M. Pinard prévenu arrive à 9 h. 1/2. Chloroforme.

Symphyséotomie (19 minutes) donnant immédiatement après la section et spontanément un écartement de 1 cent., que l'abduction des cuisses porte sans difficulté à 3 centimètres.

3e application de forceps et extraction extrêmement facile en 4 minutes, d'un garçon vivant de 4630 grammes, mesurant 53 c. 1/2 et dont les diamètres céphaliques sont :

| | | | |
|---|---|---|---|
| O.M. | 14°,3. | S.O.F. | 11°,3. |
| O.F | 12°,7. | *Bipariétal* | 9°,3. |
| S.O.B. | 10°. | Bitemporal | 8°,7. |

Pendant l'engagement et la descente de la tête l'écartement du pubis a été porté à 6 cent. 1.

L'enfant pèse le 15 mars 5970 gr.

Suites de couches normales; 4 fois seulement les 3ᵉ, 5ᵉ, 10ᵉ et 14ᵉ jours, la température a atteint 38°. Réunion par 1ʳᵉ intention.

L'opérée se lève le 30 mars (33ᵉ jour) et marche sans douleurs. Pas de mobilité anormale.

Revue le 7 décembre 1892. Aucun trouble de la marche ni de la miction.

Enfant vivant et bien portant, actuellement en nourrice.

Observation III. — 23 mars 1892 (Pinard).

Femme P..., 30 ans, IVpare. Bassin annelé. Diam. prom.-sous-pub. 9.

1ᵉʳ *accouchement*, en 1887 (Maternité de Lyon), à terme. Intervention après éthérisation. Enfant mort-né.

2ᵉ *accouchement*, en 1888 (Maternité de Lyon), provoqué à 8 mois. Enfant mort le 3ᵉ jour.

3ᵉ *accouchement*, en avril 1890 (Charité de Lyon), à terme. Application de forceps faite par M. Fochier qui put extraire un garçon pesant 3220 gr., mais dont le diamètre bipariétal ne mesurait que 7 cent. (1). Mort au bout de 15 jours, en nourrice.

4ᵉ *accouchement*, 23 mars 1892 (Clinique Baudelocque).

Dernière règle du 30 juin au 2 juillet 1891.

Le fond de l'utérus remonte à 36° au-dessus du bord supérieur de la symphyse.

Présentation du sommet en G. T. (après version externe et ceinture).

Introduction du ballon Tarnier le 21 mars à 10 h. 50 du matin ; expulsion à 1 h. de l'après-midi.

23 mars, à 5 heures du matin, introduction du ballon Champetier.

A 11 heures du matin, dilatation complète ; extraction du ballon sous le chloroforme ; rupture des membranes.

Au bout d'une heure (midi 1/4) M. Fochier fait successivement deux applications obliques du forceps Tarnier ; puis M. Pinard fait une application directe, le tout sans succès.

A midi 40, symphyséotomie (7 minutes).

_________

(1) Observation communiquée par M. le Pʳ Fochier.

Les pubis s'écartent spontanément de 1 cent. ; par abduction des cuisses l'écartement est porté à 4 cent. 8.

A midi 50. 4e application de forceps, pendant laquelle l'écartement est porté à 6 cent. 1/2.

1 heure. Extraction d'un garçon de 2730 grammes dont les diamètres céphaliques mesurés immédiatement après la naissance sont :

| O.M. | 12°,6. | | *Bipariétal* | 9°,7. |
|------|--------|---|--------------|-------|
| O.F. | 11°,8. | | B. T. | 7°,9. |
| S.O.B. | 10°,4. | | S. M. B. | 9°,5. |
| S.O.F. | 11°,6. | | | |

Né en état de mort apparente, mais rapidement ranimé, l'enfant pèse, le 15 mars, 3000 grammes et est en parfait état.

Suites de couches normales. Réunion par 1re intention.

L'opérée se lève le 29e jour et marche sans douleurs. Pas de mobilité anormale.

Revue le 7 décembre 1892. Aucun trouble de la marche ni de la miction.

Enfant vivant et bien portant (revu le 7 décembre).

Ces trois femmes ont été présentées à l'Académie de médecine dans sa séance du 21 mai 1892, et j'ai lu le résumé de ces trois observations à la réunion de la Société obstétricale de France.

 OBSERVATION IV. — 3 mai 1892 (VARNIER).

Femme R..., 26 ans, IVpare. Taille 1<sup>m</sup>,46. Bassin rachitique annelé. Diamètre promonto-sous-pubien 9°,8.

1er accouchement en 1886 (Clinique de la rue d'Assas), terminé par embryotomie après deux jours de travail.

2e accouchement en 1887 (Maternité de Lariboisière, service de M. Pinard), provoqué à 8 mois environ, terminé par version à la dilatation complète (tête avec procidence du cordon, des mains et d'un pied). Fille en état de mort apparente, ranimée sans insufflation, pesant 2400 gr., morte le lendemain.

3e accouchement en 1890 (Maternité de Tenon, service de M. Champetier de Ribes), provoqué à 8 mois, terminé par basiotripsie.

4e accouchement, 3 mai 1892 (Clinique Baudelocque).

Dernières règles du 3 au 5 août 1891.

Le fond de l'utérus remonte à 29 cent. au-dessus du bord supérieur de la symphyse. Présentation du sommet en G. T.

Vu les antécédents, M. Pinard décide de provoquer l'accouchement et de pratiquer la symphyséotomie avant toute tentative d'extraction.

Introduction du ballon Champetier le 3 mai à 5 heures 40 du matin; à 10 heures 1/2 matin dilatation complète, poche intacte, sans procidence, tête en gauche transversale, non engagée.

A 11 heures 48, symphyséotomie par M. Varnier (7 minutes). Écartement spontané de deux travers de doigt (3 cent.).

Rupture artificielle des membranes et à 11 heures 48 application de forceps en gauche transversale. Extraction facile (pendant laquelle l'écartement n'augmente que d'un demi-travers de doigt) d'un garçon de 2130 gr. dont les diamètres céphaliques sont :

| O.M. | 15°,4. | S.O.F. | 9°,8. |
|---|---|---|---|
| O.F. | 11°,1. | *Bipariétal* | 8°,2. |
| S.O.B. | 9°,3. | Bitemporal | 7°,5. |

Né en état de mort apparente, mais ranimé en 2 minutes sans insufflation, cet enfant paraît chétif. Il est mis dans une couveuse à 36°. La respiration se fait mal pendant toute la journée du 3. Cyanose. Ne tète pas mais prend et garde le lait qu'on lui donne à la cuillère.

4 mai. Même état. Respiration accélérée ; la cyanose persiste. Le lait est rejeté.

Mort le 5, à 6 heures du matin.

Autopsie faite à 6 heures du soir.

Poids du cadavre, 1950 gr. Tous les viscères paraissent sains. La tête a été préparée par Tramond et est conservée au Musee. Aucune fracture ou fissure. Os wormiens.

Suites de couches, pathologiques ; abcès de la grande lèvre gauche, incisé et drainé le 17ᵉ jour, sans connexion avec la plaie opératoire dont la réunion s'est faite par première intention.

L'opérée se lève le 26ᵉ jour et marche sans douleur ; sortie le 23 juin en parfait état.

Revue le 7 décembre 1892. Aucun trouble de la marche ni de la miction.

OBSERVATION V. — 29 mai 1892 (PINARD).

Femme A..., 38 ans, VIpare. Bassin annelé. Diamètre promonto-sous-pubien 9,3.

1ᵉʳ accouchement en 1885 (Maternité de Lariboisière, service de M. Pinard), à terme, terminé par basiotripsie de l'enfant vivant après 73 heures de travail et une application de forceps faite par M. Pinard. Poids de l'enfant, 3 kil. 520 gr.

2ᵉ accouchement en 1887 (Clinique de la rue d'Assas, M. Pinard), provoqué à 7 mois 1/2. Enfant mort pendant le travail.

3ᵉ accouchement en 1888 (Maternité de Lariboisière, M. Pinard), provoqué à 7 mois, terminé par une application de forceps au détroit supérieur. Garçon de 2200 gr., mort dans la nuit. Bipariétal 8,6.

4ᵉ et 5ᵉ grossesses (1890 et 1891), avortements de 2 mois 1/2 et 3 mois.

4ᵉ accouchement, 29 mai 1892, à la Clinique Baudelocque.

Dernières règles du 14 au 17 septembre 1891.

Présentation du sommet non engagé en gauche tranversale.

Vu les antécédents, M. Pinard décide d'attendre le terme et de pratiquer la symphyséotomie avant toute tentative d'extraction.

Début du travail le 28 mai à 5 heures du matin (rupture prématurée des membranes) ; dilatation complète le 29 à 6 h. du matin.

A 10 h. 10, symphyséotomie par M. Pinard (10 minutes). Écartement spontané de 2ᶜ,5.

A 10 h. 38, application de forceps en gauche transversale. Extraction facile à 10 h. 40 (pendant laquelle l'écartement est porté à 4ᶜ,5) d'un garçon de 3110 gr., criant de suite et dont les diamètres céphaliques sont :

| | | | |
|---|---|---|---|
| O.M. | 13ᶜ,2 | S.O.F. | 10ᶜ, |
| O.F. | 11ᶜ,5 | B.P. | 9ᶜ,1 |
| S.O.B. | 10ᶜ, | B.T. | 8ᶜ,2 |

Allaité par sa mère d'abord aidée par une nourrice; cet enfant pèse à sa sortie le 31ᵉ jour 3850 gr.

Suites de couches normales; 2 fois seulement 38°, le 2ᵉ et le 7ᵉ jour. Réunion par première intention.

Se lève sans autorisation le 16° jour sans éprouver aucune gêne ; sortie le 30 juin (31° jour) en parfait état.

Revue le 7 décembre 1892. Aucun trouble de la marche ni de la miction. L'enfant est bien portant (revu le même jour).

OBSERVATION VI. — 29 juin 1892 (PINARD).

M. F..., 32 ans, primipare. Taille 1ᵐ, 35. Bassin généralement rétréci. Diamètre promonto-sous-pubien 9 centim.

Dernières règles du 9 au 12 octobre 1891.

Présentation du sommet non engagé en G. T.

Le 28 juin 1892, vu les renseignements fournis par le palper mensurateur, la mensuration du promonto-sous-pubien et l'exploration de la totalité du bassin, M. Pinard décide de provoquer l'accouchement et de pratiquer la symphyséotomie avant toute tentative d'extraction.

Introduction du ballon Tarnier, le 28, à 10 h. 1/2 du matin ; du ballon Champetier à 5 h. 1/2 du matin, le 29 (rupture des membranes).

Dilatation complète à 9 h. du soir ; l'extraction du ballon entraîne une déchirure latérale gauche du vestibule, nécessitant l'application de 2 pinces à forcipressure.

A 9 h. 15, symphyséotomie par M. Pinard (3 minutes) ; écartement de 3 cent. 5.

A 9 h. 24, application de forceps en G. T., et extraction facile à 9 h. 42 (pendant laquelle l'écartement est porté à 6 cent. 2) d'un garçon de 2720 gr., criant de suite, et dont les diamètres céphaliques sont :

| | | | |
|---|---|---|---|
| O.M. | 13° | S.O.F | 10°,3 |
| O.F. | 11° | *Bipariétal* | 9°,4 |
| S.O.B. | 10° | Bitemporal | 8°,2 |

Allaité par une nourrice, cet enfant pèse, à sa sortie le 15° jour, 4000 gr.

Suites de couches normales. Réunion par première intention.

L'opérée se lève le 20° jour (27 juillet), et marche sans douleurs et sans difficultés. Actuellement elle est infirmière dans le service. L'enfant, revu le 7 décembre 1892, est bien portant.

OBSERVATION VII. — 7 juillet 1892 (PINARD).

A..., 23 ans, primipare. Taille 1<sup>m</sup>,42. Bassin annelé. Diamètre pro-monto-sous-pubien 10,4.

Dernières règles du 25 au 30 septembre 1891.

Présentation du sommet non engagé en G. T.

Le 6 juillet 1892, vu les renseignements fournis par le palper mensurateur, M. Pinard provoque l'accouchement à l'aide du ballon Tarnier remplacé le 7 juillet, à 4 heures du matin, par le ballon Champetier.

Dilatation complète à 10 heures 1/4 du matin le 7 juillet.

A 10 heures 40, après exploration manuelle, symphyséotomie par M. Pinard (7 minutes). Écartement spontané de 1 centim.

A 10 heures 51, rupture artificielle des membranes et application de forceps en G. T. ; extraction à 11 heures 4 (pendant laquelle l'écartement est porté à 5 centim.), grâce à une deuxième application de forceps, la première menaçant de déraper, d'un garçon de 3300 gr., vivant, dont les diamètres céphaliques sont :

| | | | |
|---|---|---|---|
| O.M. | 13° | S.O.F. | 12° |
| O.F. | 12°,2 | *Bipariétal* | 10° |
| S.OB. | 11° | Bitemporal | 9° |

Allaité par une nourrice, cet enfant pèse à sa sortie, le 2 septembre, 4340 grammes.

Suites de couches légèrement pathologiques (oscillations autour de 38°,5 pendant les 7 premiers jours). Réunion par première intention.

L'opérée se lève le 24<sup>e</sup> jour ; marche sans douleurs.

Revue le 7 décembre 1892. Aucun trouble de la marche ni de la miction. L'enfant est bien portant (en nourrice).

OBSERVATION VIII. — 30 juillet 1892 (LEPAGE).

M. M..., 26 ans, secondipare. Bassin annelé. Diamètre promonto-sous-pubien 9,7.

1<sup>er</sup> accouchement en 1887 (hospice d'Amiens), à terme, spontané, d'un enfant volumineux (?) actuellement vivant et bien portant.

2ᵉ accouchement, 30 juillet 1892 (Clinique Baudelocque).

Dernières règles du 1ᵉʳ au 5 octobre 1891.

Présentation du sommet non engagé en G. T.

A l'arrivée dans le service, le 30 juillet à 4 h. 44 du matin, la dilatation est presque complète ; le travail a débuté le 29 à 11 h. du soir, les membranes sont intactes.

A 6 h. 45 du matin, rupture artificielle des membranes.

A 7 heures, M. Lepage, répétiteur, constate : dilatation complète, tête très élevée en G. T. ; liquide vert, procubitus du cordon, bruits du cœur sourds et irréguliers.

Après une application de forceps restée infructueuse (20 minutes de tractions) M. Lepage prévient M. Pinard qui lui fait faire la symphyséotomie, à 10 heures (13 minutes) ; section de la symphyse de bas en haut. Écartement spontané de 26 millim.

Application de forceps et extraction facile à 10 h. 18 (extraction pendant laquelle l'écartement a été porté à 5 cent.) d'un garçon de 4000 grammes, né en état de mort apparente, insufflé, ranimé 10 minutes après et dont les diamètres céphaliques sont :

|        |        |            |        |
|--------|--------|------------|--------|
| O.M.   | 13ᶜ,1  | S.O.F.     | 11ᶜ,3  |
| O.F.   | 11ᶜ,5  | *Bipariétal* | 9ᶜ,5  |
| S.O.B. | 9ᶜ,8   | Bitemporal | 8ᶜ,7   |

Allaité par une nourrice, l'enfant pèse à sa sortie, le 2 septembre, 4090 grammes.

Suites de couches pathologiques. Abcès de la grande lèvre droite, incisé et drainé le 10ᵉ jour, sans connexion avec la plaie opératoire dont la guérison s'est faite par première intention.

L'opérée se lève le 30ᵉ jour. Sort le 5 novembre en parfait état. Revue le 7 décembre 1892. Aucun trouble de la marche ni de la miction.

L'enfant est bien portant (en nourrice).


OBSERVATION IX. — 13 septembre 1892 (VARNIER).

Femme B..., secondipare. Taille 1ᵐ,39. Bassin rachitique annelé.

Diamètre promonto-sous-pubien 9ᶜ,2.

1ᵉʳ accouchement en 1889 (Maternité de Lariboisière, service de

M. Pinard), à terme, terminé par basiotripsie de l'enfant mort. Femme apportée en brancard, dilatation complète, membranes rompues, procidence du cordon et du bras antérieur. Tête non engagée en G. T. M. Varnier dut faire deux broiements ; l'extraction ne devint néanmoins possible qu'après rétropulsion du bras antérieur et il fallut pratiquer la manœuvre de Ribemont pour extraire le tronc. Poids de l'enfant, 3350 grammes.

2e accouchement, 13 septembre 1892 (Clinique Baudelocque).

Dernières règles du 10 au 15 décembre 1891.

A l'entrée dans le service, le 26 juillet, grossesse de 7 mois environ. Enfant vivant, sans présentation fixe ; la tête est maintenue en bas à l'aide de la ceinture eutocique à partir du 15 août. Dès ce moment le palper mensurateur montre qu'il y a disproportion.

M. Pinard partant en vacances laisse à M. Varnier le soin de fixer la date à laquelle sera pratiquée la symphyséotomie ; M. Varnier décide d'attendre le terme.

Début du travail le 12 septembre 1892, à 7 heures du soir.

La dilatation est complète le 13, à 5 heures 40 du soir.

A 5 heures 40, symphyséotomie par M. Varnier (6 minutes). Écartement de 3 cent. 5 provoqué par abduction des cuisses. A ce moment, rupture spontanée des membranes.

A 5 heures 49, application de forceps en G. T. Extraction à 5 h. 55 (pendant laquelle l'écartement est porté à 7 cent.) d'un garçon de 3,200 grammes, criant de suite et dont les diamètres céphaliques sont :

| O.M. | 12°,5 | Bitemporal | 8°,5 |
|---|---|---|---|
| S.O.B. | 9°,8 | Circonf. S.O.B. | 34° |
| S.O.F. | 11°,4 | — S.O.F. | 36° |
| *Bipariétal* | 9°,5 | | |

Allaité par une nourrice, cet enfant pèse 3630 grammes à sa sortie le 16 octobre.

*Suites de couches* : 3 fois seulement les 3e, 4e, 5e jours la température a atteint 38°,5. Réunion par première intention. L'opérée se lève le 19e jour, marche seule et sans douleurs.

Et cependant il faut noter que, au cours de l'extraction, il s'était produit, à gauche de l'urèthre, intact ainsi que le montra le cathétérisme, une déchirure longitudinale de la paroi antérieure du vagin permettant de conduire, par le vagin, l'index entre les pubis écartés. La plaie opératoire communiquait avec le vagin qui fut tamponné à la gaze iodoformée laissée en place pendant 3 jours.

Sort en parfait état le 16 octobre. Pas de mobilité anormale, pas de troubles de la miction ni de la marche ; cicatrice vaginale nettement perceptible au toucher, non douloureuse.

Revue le 7 décembre 1892. Aucun trouble de la marche ni de la miction.

L'enfant est bien portant (revu le même jour).

OBSERVATION X. — 1<sup>er</sup> octobre 1892 (PINARD).

A. F..., 25 ans, secondipare ; bassin plat. Diamètre promonto-sous-pubien 10 cent.

1<sup>er</sup> accouchement en 1891 (Clinique Baudelocque). Albuminurie et éclampsie.

Accouchement gémellaire. Extraction par les pieds. Enfants vivants, morts l'un à 14 jours, l'autre à 4 mois pesant l'un 2300 gr. (bipariétal 8<sup>c</sup>,5), l'autre 1980 gr. (bipariétal 8<sup>c</sup>, 4).

2<sup>e</sup> accouchement, 1<sup>er</sup> octobre 1892 (Clinique Baudeloque).

Dernières règles du 15 au 18 décembre 1891.

Présentation du sommet non engagé en gauche transversale.

Début du travail le 29 septembre à 7 heures du soir. A 9 heures du soir, le 1<sup>er</sup> octobre, la dilatation restant stationnaire depuis 12 heures (5 francs), les membranes étant rompues, la tête nullement engagée, très inclinée sur le pariétal postérieur, intermédiaire à la flexion et à l'extension, M. Varnier applique un ballon Champetier et, lorsque la dilatation est complète, après extraction du ballon distendu au maximum, fait une application de forceps en gauche transversale qui ne fait qu'accuser la déflexion. Il fait alors une deuxième application de flexion (forceps à l'envers) ; la flexion est obtenue ; mais malgré de solides tractions, l'engagement ne se produit pas. Ne voulant pas faire une application de force, M. Varnier va chercher M. Pinard qui, à 10 h. 50, les choses étant toujours au même point, pratique la symphyséotomie (12 minutes).

Écartement immédiat de 3 centimètres.

A 11 h. 9, application de forceps en gauche transversale et extrac-

tion facile (pendant laquelle l'écartement est porté à 4°,5 d'un garçon
de 3220 grammes, criant de suite, dont les diamètres céphaliques
sont :

| | | | |
|---|---|---|---|
| S.O.B. | 9°,3 | Bitemporal | 7°,8 |
| S.O.F. | 10°,6 | Circonf. S.O.B. | 31° |
| *Bipariétal* | 9° | — S.O.F. | 32° |

Allaité par une nourrice, cet enfant pèse, à sa sortie, 3420 gr.

Suites de couches normales. Réunion par première intention.

L'opérée se lève le 19e jour, marche seule et très bien ; sort le 6 novembre en parfait état.

Revue le 7 décembre 1892. Aucun trouble de la marche ni de la
miction.

L'enfant est bien portant (en nourrice).

OBSERVATION XI. — 6 octobre 1892 (PINARD).

A. B..., 28 ans, secondipare. Bassin rachitique annelé. Diamètre
promonto-sous-pubien, 10 cent.

1er accouchement en 1889 (Maternité), à terme, terminé par une
application de forceps. L'enfant a succombé le 27e jour, de convulsions, portant encore les traces de l'application de forceps.

2e accouchement, 9 octobre 1892 (Clinique Baudelocque).

Dernières règles, du 26 au 29 décembre 1891.

Présentation du sommet non engagé en G. T.

Début du travail, le 5 octobre à 3 heures du matin. Rupture spontanée des membranes à 7 h. 20 du soir. Dilatation complète à 11 h. 55
du soir. Application de forceps en gauche transversale au détroit
supérieur, par M. Wallich qui, malgré des tractions énergiques, ne
peut engager la tête.

Après avoir pratiqué le toucher manuel, M. Varnier, ne voulant
pas faire une seconde application qui serait une application de force,
prévient M. Pinard. Celui-ci, exactement renseigné sur l'état de la
mère et de l'enfant, conseille d'attendre encore.

A 10 heures du matin, la température étant à 38°,8, et les choses
étant toujours au même point, M. Pinard pratique la symphyséotomie en présence du professeur Krassowski (2 minutes). Écartement immédiat de 3 cent.

Application de forceps en G. T. Extraction facile à 10 h. 25 (pendant laquelle l'écartement est porté à 5 cent. 8) d'un garçon de 3750 gr., né en état de mort apparente, mais rapidement ranimé et dont les diamètres céphaliques sont :

| | | | |
|---|---|---|---|
| O.M. | 13°,7 | B.T. | 7°,9 |
| O. F. | 11° | S.O.B. | 10°,3 |
| B. P. | 8°,4 | S.O.F. | 11°,5 |

Allaité par une nourrice, cet enfant pèse, à sa sortie, le 15 novembre 4840 gr.

Suites de couches : La température a oscillé autour de 38°, sans dépasser 38°,5, pendant les 12 premiers jours.

Réunion par première intention.

L'opérée se lève le 29 octobre (23° jour) et sort le 15 novembre en parfait état.

Revue le 7 décembre 1892. Aucun trouble de la marche ni de la miction.

L'enfant est bien portant (en nourrice).

OBSERVATION XII. — 21 octobre 1892 (WALLICH).

M..., tertipare. Bassin annelé. Diamètre promonto-sous-pubien 10,5.

1ᵉʳ accouchement en 1886, spontané, à terme, enfant vivant.

2ᵉ accouchement, spontané, en 1889 ; enfant volumineux, mort pendant le travail.

3ᵉ accouchement, 21 octobre 1892 (Clinique Baudelocque).

Dernières règles du 4 au 8 janvier.

Présentation du sommet non engagé en G. T.

Début du travail le 19 octobre à 8 heures du soir ; rupture spontanée des membranes à 1 heure du matin le 20.

A la visite le matin, 20 octobre, M. Varnier constate que la tête qui se présente en G. T., non engagée, en attitude intermédiaire à la flexion et à l'extension, est inclinée sur le pariétal antérieur (obliquité de Næegelé). Fœtus volumineux. Dilatation comme 5 francs. Pronostic impossible, vu l'obliquité de Næegelé, la déflexion, le rétrécissement du bassin et le volume du fœtus. Si les choses ne se corrigent pas d'elles-mêmes inutile et dangereux d'appliquer le forceps ; on fera la symphyséotomie d'emblée si la tête ne s'engage pas d'elle-même.

A 5 heures, la dilatation est complète.

A 10 heures du soir, l'exploration manuelle montre que la tête n'a pas bougé d'une ligne.

A 11 h. 50, M. Pinard fait pratiquer la symphyséotomie par M. Wallich, répétiteur. Écartement immédiat (à 12 h. 10) par abduction des cuisses, de 2 cent. 5. Une première application de forceps (12 h. 15) ayant dérapé et le cordon ayant fait procidence, M. Varnier fait une seconde application rapide en flexion. Extraction à 12 h. 20 (pendant laquelle l'écartement est porté à 4 cent. 5) d'un garçon de 3650 grammes, né en état de mort apparente, qui commence à respirer à 12 h. 27, et ne pousse son premier cri qu'à 12 h. 31.

Les diamètres céphaliques sont :

| O.M. | 13°,5 | *Bipariétal* | 9°,5 |
|------|-------|--------------|------|
| O.F. | 12°,3 | Bitemporal | 7°,9 |
| S.O.B. | 10°,4 | Circonf. S.O.B. | 33° |
| S.O.F. | 11°,4 | — S.O.F. | 35° |

Cet enfant, allaité par une nourrice, pèse actuellement 4610 gr.

Suites de couches : 38°,5 les 5°, 6° et 7° jours. Réunion par première intention. Les fils sont enlevés le 29 octobre.

L'opérée se lève le 8 novembre (le 19° jour), marche bien et sans douleurs jusqu'au 16 novembre. Ce jour-là, 38°,4 et le lendemain apparition d'un phlegmatia alba dolens du membre inférieur gauche pour laquelle elle est encore actuellement en traitement à la Clinique Baudelocque.


OBSERVATION XIII. — 13 novembre 1892 (POTOCKI).


M. F..., 38 ans, secondipare. Bassin rachitique annelé. Diamètre promonto-sous-pubien 9, 7.

1er accouchement en 1880 (Maternité), à terme, céphalotripsie.

2° accouchement, 13 novembre 1892 (Clinique Baudelocque).

Dernières règles du 18 au 22 février 1892.

Présentation du siège transformé par manœuvres en externes O. I. D. T.

Début du travail le 11 novembre, à 11 heures du soir ; rupture spontanée des membranes à minuit.

Dilatation complète le 13 novembre, à 8 heures du matin.

Vu les renseignements fournis par le palper mensurateur, M. Pinard fait pratiquer la symphyséotomie d'emblée à 9 heures du matin, par M. Potocki (9 minutes). Écartement spontané de 3 centimètres.

A 9 h. 11, application de forceps et extraction, à 9 h. 23 (pendant laquelle l'écartement est porté à 5°, 7), d'une fille de 3300, née en état de mort apparente, insufflée et ranimée ; morte à 1 heure du matin, le 14 novembre.

Les diamètres céphaliques sont :

| | | | |
|---|---|---|---|
| O. M. | 13°,6 | B. P. | 9°,5 |
| O. F. | 11°,2 | B. T. | 8°.4 |
| S. O. F. | 10°,7 | | |

Prise irrégulière, oblique ; frontal antérieur présentant une dépression profonde produite par la cuiller antérieure, dépression qui disparut dans la soirée en même temps qu'apparaissaient des mouvements convulsifs de la moitié gauche de la face. La tête, conservée au musée, sera décrite ultérieurement.

Suites de couches. Température oscillant autour de 38°, les cinq premiers jours.

Réunion par première intention. L'opérée se lève le 22ᵉ jour. Aucun trouble de la marche ni de la miction. Est encore à la Clinique.

Sur ces treize femmes, il n'est resté comme stigmate de l'opération qu'elles ont subie qu'une petite cicatrice à peine visible au niveau de la région pubienne, et M. Pinard ajoute que, chez toutes, le bassin est aussi solide qu'avant l'opération et qu'aucune ne présente de troubles du côté de la miction ni du côté de la station.

Tous les enfants ont été extraits vivants, trois ont succombé :

Le premier, le 3ᵉ jour après la naissance ;

Le deuxième, le 2ᵉ jour après la naissance ;

Le troisième, 16 heures après la naissance.

Sans vouloir atténuer en quoi que ce soit une statistique aussi remarquable puisqu'elle est vierge de décès au point de vue des mères, il nous faut cependant constater que, sur ces 13 symphyséotomies :

**1°** 9 femmes ont eu de la morbidité (1) (Obs. I, IV, V, VII, VIII, IX, XI, XII et XIII).

Deux femmes ont eu un abcès du côté des grandes lèvres (Obs. IV et VIII).

Une femme a eu de la phlegmatia (Obs. XII).

Dans 3 cas, il a été constaté après l'extraction une petite déchirure vestibulo-vaginale communiquant dans un cas au moins avec la plaie opératoire (Obs. VI, IX et XI) (*Annales de Gynécologie*, Décembre 1892, page 460).

**2°** 5 femmes avaient antérieurement accouché spontanément à terme ou avec une simple application de forceps d'enfants vivants (Obs. III, VIII, X, XI et XII).

**3°** Toutes ces femmes, à l'exception d'une dont le diamètre n'est pas connu (Obs. II), avaient des diamètres promonto-sous-pubiens supérieurs à 9 centimètres.

M. le docteur Queirel, professeur de clinique obstétricale à l'École de médecine de Marseille, dans une lettre qu'il nous a fait l'honneur de nous écrire à la date du 2 février 1893, nous donne le nombre des observations de symphyséotomie pratiquées dans son service, qui sont au nombre de 4 avec 4 succès pour les mères et 2 pour les enfants. Deux de ces observations

---

(1) M. Pinard a écrit que pour lui : « Sera rangée dans la morbidité toute femme « qui à un moment donné des suites de couches aura eu, même une seule fois, une « température dépassant 38°. » (*Fonctionnement de la maison d'accouchements Baudelocque*, année 1891, p. 6. Steinheil, éditeur.)

sont rapportées in extenso dans les *Annales de Gynécologie et d'Obstétrique* et nous les relatons ici.

### Observation I

Primipare de 24 ans, apportée à la Maternité, le 30 août 1892, dans un état déplorable. Fœtus mort en présentation de l'épaule gauche, main à la vulve, utérus rétracté, femme épuisée par les manœuvres faites en ville. Promontoire saillant ; impossible de passer la main.

En mon absence, le D$^r$ Pantaloni, se rappelant un cas semblable où nous avions eu beaucoup de peine, fait la symphyséotomie (procédé Pinard). Après la section des pubis qui s'écartèrent de 4 à 5 cent., la version et la délivrance furent faciles. L'enfant pesait 2950 grammes.

Bipar. : 9 1/2. Le rétrécissement était peu prononcé. Suites de couches bonnes, pas d'élévation de température ; la malade sort de l'hôpital le 20 septembre, marchant bien, quoique avec un peu de balancement.

### Observation II

On apporte le 3 novembre 1892, à la Maternité, une femme Vpare, de 42 ans, ayant eu deux accouchements spontanés, un où l'on fit la décollation, un quatrième où l'on fit la craniotomie et l'embryotomie, pour une présentation de la face.

Cette femme est infiltrée, albuminurique ; le fœtus est mort, et se présente par l'épaule droite. L'utérus est violemment rétracté, la vulve très œdématiée, il y a procidence de la main. Chloroforme ; essais de version, avec de très grandes difficultés. Mme Moulin, maîtresse sage-femme, amène un pied à la vulve, mais c'est tout. L'évolution ne se fait pas, les tractions menacent de détacher le membre inférieur. Je me décide à faire la section de la symphyse par le procédé de Pinard ; écartement de 6 cent., puis je fais faire la version par Mme Moulin, ainsi que la délivrance, pour ne pas infecter mes mains. Injection intra-utérine. Il va sans dire que, pendant tout le temps des manœuvres, j'ai protégé la plaie pubienne par de la gaze iodoformée.

Suture (catgut et crins de Florence), bandage de corps, sonde à demeure pendant 2 jours, etc. Suites de couches excellentes, un seul jour 37°,8. Il y eut un petit abcès sur un des fils ; mais, le 24 novembre, la malade se lève, marche chaque jour davantage et sort à la fin du mois, complètement bien. L'albumine avait disparu dès le 5e jour des couches, le fœtus pesait 4500 grammes.

Ces deux observations ont donné lieu à une correspondance entre M. le docteur Queirel et M. le professeur Pinard que nous ne croyons pas devoir rapporter ici et qui se trouve in extenso dans les *Annales de Gynécologie et d'Obstétrique* de février 1893, mais nous en conseillons la lecture car elle est d'un puissant intérêt.

Le 25 décembre dernier, quelques jours, après la soutenance de notre thèse, nous recevions une lettre de M. le docteur Beugnies, de Givet, contenant une observation de symphyséotomie qu'il envoyait par le même courrier, disait-il, à M. le professeur Pinard. Cette observation nous paraît assez intéressante pour la donner ici in extenso, et de plus elle n'est relatée nulle part.

*Accouchement commencé depuis 48 heures. Craniotomie. — Symphysotomie. — Gangrène blanche. Mort au 15ᵐᵉ jour.*

Le 6 novembre dernier, mon confrère, le Dr Benit, me fit mander pour un cas de dystocie. Il s'agissait d'une femme de 22 ans primipare, en couches depuis 48 heures. Une procidence du cordon avait provoqué la mort de l'enfant depuis la veille. Tête au détroit supérieur en OIGA. Engagement complet qui rend peu facile la mensuration exacte du diamètre promonto-sous-pubien ; mais, de recherches sommaires, nous l'évaluons approximativement à 70 millimètres. Nous sûmes plus tard qu'il était moindre. En effet la femme a 1ᵐ, 33 de taille verticale, des hanches « garçonnières », un bassin dont l'épaisseur totale, d'avant en arrière, ne dépasse pas 15 à 16 centimètres, et dont la largeur d'une épine iliaque à l'autre mesure exactement $0^m, 22$. Elle ressemble à une fillette de 13 à 14 ans.

Mon confrère n'a été appelé que quelques minutes avant moi et n'a rien voulu faire sans mon aide. A huit heures du matin nous appliquons le forceps. Plusieurs tractions restent infructueuses. Perforation de la voûte cranienne, puis traction assez énergique à quatre mains, qui demeure également en échec. Nous laissons le forceps en place et nous proposons la symphysotomie qui est faite une heure plus tard. La section du ligament inférieur du pubis s'accompagne d'une hémorrhagie assez abondante que nous faisons cesser en extrayant le fœtus au plus vite. Le fœtus pèse $4^k 250$ et a un développement tout à fait normal.

Hémorrhagie interne violente qui nécessite la compression de l'aorte.

Tout le travail chirurgical a été accompli sous le chloroforme et avec les précautions antiseptiques les plus rigoureuses. Mais il faut nous hâter de dire que nous sommes dans un milieu de la plus extrême misère et de la plus grande saleté. Nous opérons sur un matelas crasseux (nous n'avions point trouvé autre chose), dont la patiente était à peine séparée par un lambeau de serviette propre.

Nous avons suivi le manuel opératoire des auteurs contemporains.

Dans l'après-midi nous revoyons notre malade qui n'a pas de fièvre, ne souffre pas, fait très bonne figure, mais a le pouls à 135-140.

Le 7 novembre, 8 heures du matin, T. 38,5; pouls, 130.

Le 8, 9 heures, T. 37,9; pouls, 150.

Nous avons suturé la veille les débridements labraux que nous avons dû faire à droite et à gauche de la vulve, pour le passage de la tête.

Le ventre étant un peu tendu et les seins durs, nous prescrivons 20 grammes d'huile de ricin qui produisent 4 selles. La langue est humide. La petite contre-ouverture laissée dans le vagin pour l'écoulement de l'exhalation sanguine des sinus péri-vésicaux, donne un liquide rouge brun sans odeur. Pas de coliques, sommeil excellent. La plaie abdominale est réunie par première intention. La malade est sondée toutes les quatre heures. On pratique deux grandes injections boriquées par jour. Les parois vaginales, un peu bleuâtres après le traumatisme opératoire, sont bien roses. Nos sutures labiales sont en bon état.

Le 9. Ventre un peu tendu. Respiration, 39. Température mat. 38° 4. Diarrhée légère. Les sutures périnéales sont enflammées, relâchées et les lèvres d'affrontement recouvertes d'un enduit blanchâtre. La muqueuse vaginale profonde est elle-même maculée de ces taches blanches qui ne tardent pas à prendre un aspect diphthéroïde et une consistance fibreuse. Nous sommes en face d'une grangrène blanche ou lymphangitique qui ne disparaîtra plus jusqu'à la mort de notre malade.

10. L'arcade crurale est surmontée d'un œdème qui la longe presque entièrement. Courbe thermiq., 38,7, 39,2.

11. Accentuation des mêmes symptômes. Grand frisson le soir. Le sang qui suinte, tache le linge comme de la sépia. Température du soir, 40,5.

12. Température oscillant de 39 à 40,2. Pouls élevé.

13 et 14. Même état. Pneumonie de la base gauche.

Nous détachons nos sutures abdominales et constatons que leurs lèvres sont incrustées de plaques blanches qui ont détruit leur adhérence primitive et produit le même travail de disjonction qu'aux plaies vaginales. Peu de pus dans le ventre dont le péritoine est recouvert d'un tapis grisâtre. L'ouverture a une odeur gangréneuse et permet de voir que la suture articulaire n'a pas tenu.

15. Même état. *La température du soir est plus basse que celle du matin.* Frisson vers la nuit.

16. Amélioration relative des symptômes généraux. Le pouls, la température et le rythme respiratoire ont subi un ralentissement considérable.

17. Même inversion thermique que le 15. Le faciès se plombe.

18. Le pouls est dicrote et rapide (160-170).

19. Même état.

20. Mort à 4 heures du soir. Chose curieuse, la température matinale était tombée à 37°; les plaques gangréneuses s'amincissaient et se décortiquaient. Mais le pouls demeurait toujours dicrote, misérable et rapide.

La caractéristique de ce cas est : 1° un rétrécissement *omnidiamétral* du bassin, dont toutes les proportions étaient considérablement réduites. Le diamètre promonto-sous-pubien mesurait exactement 64 millimètres.

2° Une intervention tardive, dont la sage-femme, coutumière de ces actes d'ignorance, demeure absolument responsable.

3° Une lymphangite gangréneuse des organes génitaux qui a été la cause prochaine de la mort. Cette lymphangite dont il existe un certain nombre d'observations a été parfaitement étudiée par notre éminent confrère, le D<sup>r</sup> Jalaguier, dans sa thèse d'agrégation (1880). C'est presque toujours un accident mortel.

M. le docteur Ribemont-Dessaignes a bien voulu se rendre à nos sollicitations et nous a communiqué avec une grande affabilité les observations de symphyséotomie pratiquées dans son service, à l'hôpital Beaujon; nous l'en remercions bien sincèrement.

## OBSERVATION I

Primipare, 28 ans, bassin rachitique, diamètre minimum : 68 millimètres. Présentation du sommet. Symphyséotomie faite par le D<sup>r</sup> Ribemont le 8 juin 1892; mode de terminaison : forceps.

Enfant vivant, fille, poids 3350 grammes, diamètre B. P. : 90 millimètres.

Femme guérie ; aucune lésion de la locomotion.

*Remarque.* — Deux tentatives antérieures de forceps faites en ville. Durée du travail : 30 heures.

## OBSERVATION II

Vpare, 30 ans, bassin rachitique, diamètre minimum : 88 millimètres. Présentation du sommet. Symphyséotomie faite par le D<sup>r</sup> Ribemont le 24 juillet; mode de terminaison : application de forceps. Femme morte.

Enfant, sexe féminin, 3900 grammes, D. B. P. 102 millimètres. Morte.

*Remarque.* — Femme infectée en ville, nombreuses applications de forceps en ville, déchirure du périnée presque complète. A son arrivée à l'hôpital, état grave, on entendait encore le cœur fœtal; l'enfant, un moment ranimé, a succombé au bout de quelques heures;

l'autopsie a démontré que les applications de forceps faites en ville avaient déterminé une luxation de Schröder et une hémorrhagie méningée considérable.

Durée totale du travail : 39 heures.

### Observation III

IVpare, 32 ans, bassin rachitique, diamètre minimum : 85 millimètres. Présensation du sommet.

Symphyséotomie faite par le D$^r$ Ribemont le 16 octobre; mode de terminaison : forceps.

Enfant, sexe masculin, vivant, 4000 grammes. D.B.P. : 99 millimètres.

Femme guérie, aucune lésion de la locomotion. Durée du travail : 13 heures.

### Observation IV

VIpare, 26 ans, bassin rachitique, diamètre minimum : 75 millimètres. Présentation du sommet, application de forceps.

Symphyséotomie faite par le D$^r$ Ribemont le 4 décembre.

Enfant vivant, sexe féminin, 2900 grammes. D. B. P. : 90 centimètres. Durée du travail : 48 heures.

La femme mourut de pneumonie à pneumocoques; l'enfant succomba au bout de 10 jours de pneumonie à pneumocoques.

### Observation V

IIpare, 24 ans, bassin oblique ovalaire droit. Présentation du sommet.

Symphyséotomie faite par le D$^r$ Lepage, chef de clinique de M. le professeur Pinard, le 9 décembre; basiotripsie d'un enfant du sexe masculin pesant 3600 grammes sans la matière cérébrale.

Mère guérie, aucune lésion dans la locomotion. Durée du travail : 3 jours.

## OBSERVATION VI

IIpare, 36 ans, bassin rachitique, diamètre minimum : 80 millimètres. Présentation du sommet.

Symphyséotomie faite par le D$^r$ Ribemont le 31 décembre.

Femme guérie.

Enfant vivant, sexe féminin, 4,280 grammes. D. B. P. : 90 millimètres. Durée du travail : 60 heures.

Cette femme était encore en bon état dans le service de la maternité de l'hôpital Beaujon le 16 janvier 1893.

Toutes ces opérations ont été faites à Paris, à l'hôpital Beaujon, dans le service de M. le docteur Ribemont-Dessaignes.

A l'hôpital de la Charité, notre maître, M. le docteur Budin, pratique le 20 octobre 1892 une symphyséotomie que nous donnons ici in extenso.

*Rachitisme. — Bassin généralement rétréci. — Diamètre promonto-sous-pubien : 95 millimètres. — 1$^{re}$ grossesse : enfant mort et macéré. — 2$^e$ grossesse : accouchement prématuré artificiel ; extraction par le siège d'un enfant vivant du poids de 2350 grammes. — 3$^e$ grossesse : accouchement prématuré artificiel et symphyséotomie.* — Observation rédigée d'après la note de M. Maksud, externe du service. — La nommée A. F., âgée de 30 ans, couturière, est enceinte pour la troisième fois. Atteinte de rachitisme, elle n'a marché qu'à l'âge de 3 ans. Son premier accouchement a eu lieu chez une sage-femme, en février 1889 ; la grossesse était arrivée à terme ; l'enfant, macéré, était mort depuis plus d'une semaine.

Devenue enceinte une seconde fois, elle avait eu ses dernières règles le 1$^{er}$ juillet précédent et elle fut conduite à la Charité le 12 mars 1891. Ayant reconnu l'existence d'un bassin rétréci, M. Budin provoqua l'accouchement prématuré. L'enfant qui se présentait par le siège fut extrait péniblement. Il était vivant et pesait 2,350 grammes. Sur le côté droit de la tête, immédiatement en avant de la bosse pariétale, on constatait un enfoncement de forme ovalaire, capable de contenir la pulpe de l'index. Le diamètre versal de la tête, mesuré à ce niveau, était de 8 cent. 4. Pour les autres diamètres de la tête, on trouve :

$$O\ M = 12.$$
$$O\ F = 10.5$$
$$S\ O\ Bregm = 9.$$
$$Bi\ T = 7.$$
$$Bi\ P = 9.$$

Quatre jours après sa naissance et malgré les protestations de M. Budin, l'enfant fut envoyé, par la mère, en nourrice. Il y succomba après un ou deux jours.

A. F. est amenée de nouveau à la Charité par sa sage-femme, le 20 octobre 1892. M. Budin l'examine et, en raison du degré de viciation de son bassin, en raison des difficultés qu'on a eues à extraire l'enfant dans l'accouchement antérieur, il pense qu'il faudra recourir à la symphyséotomie précédée de l'accouchement prématuré artificiel.

Cette femme présente les caractères physiques suivants : sa taille, petite, est d'environ 1 m. 50 : ses dents sont bien placées, mais leur bord est crénelé et elles présentent sur leurs surfaces de petites érosions cupuliformes de teinte jaunâtre.

Il existe une légère voussure à l'union de la première et de la seconde pièce du sternum.

Les membres inférieurs sont tous les deux déformés ; il y a du genu valgum, de sorte que les fémurs étant allongés sur un plan résistant et les genoux en contact, les talons sont distants l'un de l'autre d'environ 6 centimètres. Les tibias présentent une courbure à concavité externe assez prononcée. La marche est défectueuse chez cette femme, car elle use surtout la partie externe des semelles de ses chaussures.

Son bassin présente des altérations. Le diamètre qui va d'une épine iliaque antérieure et supérieure à l'autre est de 25 cent. 5. Le diamètre bis-iliaque est de 26 centimètres.

Les dernières règles ont eu lieu du 17 au 22 mars ; la grossesse a été bonne. Les premiers mouvements ont été perçus au commencement d'août. La femme vient à la consultation le 25 novembre et on la reçoit au dortoir le 4 décembre. Les examens pratiqués ont montré que le fœtus se développait assez rapidement. La tête était au-dessus du détroit supérieur, le dos dirigé vers le côté gauche.

En pratiquant le toucher vaginal et l'exploration du bassin, on constatait l'existence d'une convexité très marquée qui empiétait, en haut, sur la partie inférieure de la colonne lombaire et, en bas, sur la partie supérieure du sacrum. Le diamètre promonto-sous-pubien mesurait 95 millimètres.

L'enfant ayant été jugé suffisamment développé, M. Budin se décida, le lundi 12 décembre, à provoquer l'accouchement, et le même jour, à 8 h. 1/2 du soir, M. Chavane, interne du service, introduisit, sous sa direction, une sonde de Krause. Cette sonde, après avoir été enfoncée à gauche de 8 à 10 centimètres, au-dessus de l'orifice interne, transmit à la main une résistance spéciale qui fit penser à la présence du placenta ; en effet, il s'écoula immédiatement, le long de la sonde, une petite quantité de sang. M. Chavane la retira de quelques centimètres et la fixa en la pliant dans le vagin. Au bout de très peu de temps, les douleurs apparurent, mais elles furent assez faibles et permirent à la femme de dormir.

Le lendemain matin, mardi 13 décembre, à 9 heures 3/4, le toucher montra que le col était presque complètement effacé, les bords un peu épais et souples. On plaça deux branches de l'écarteur de M. Tarnier. A partir de ce moment, les contractions devinrent très fréquentes. A 11 heures, le dilatateur était écarté au maximum ; cependant, la dilatation n'était pas complète, on en avait la preuve quand on retirait les deux branches de l'écarteur et qu'on mesurait l'orifice externe. On se demanda s'il n'y avait pas lieu de mettre la troisième branche de l'écarteur de Tarnier, mais les contractions utérines étant très fortes et se succédant à de courts intervalles, on les jugea suffisantes pour activer rapidement la dilatation. A 11 heures et demie, la dilatation était complète.

M. Budin, qui s'était assuré pendant la grossesse de la mobilité de la symphyse pubienne, se décide à intervenir. L'opération est réglée de la façon suivante : D'abord, on fera la symphyséotomie ; puis, comme la poche des eaux est intacte et bombe fortement dans l'orifice, la symphyse étant ouverte, M. Budin pratiquera la version pelvienne par manœuvres internes, de préférence au forceps.

La parturiente est mise dans la position obstétricale, on lui donne le chloroforme. La région pubienne est rasée, lavée au savon et au

sublimé, puis à l'éther, et on place sur elle une compresse antiseptique. La vessie est sondée. Les jambes de la femme sont fléchies
sur les cuisses ; les cuisses relevées et fléchies en très légère abduction sont maintenues par deux aides.

M. Budin, sur la ligne médiane, en commençant à quelques centimètres au-dessus du pubis, au niveau de la région pubienne, incise
la peau et le tissu cellulaire sous-cutané qui mesure au moins 4 à 5
centimètres d'épaisseur.

Dans ce tissu cellulaire, de nombreux vaisseaux saignent ; on applique 5 pinces et on fait 3 ligatures au catgut. La symphyse est mise
à nu. Pour s'assurer de son siège exact et contrôler encore les renseignements obtenus dans les examens antérieurs, au point de vue
de sa mobilité, chaque aide est prié d'élever et d'abaisser successivement le membre inférieur de façon à imprimer des mouvements
aux deux pubis, M. Budin, après avoir décollé avec l'index gauche
tous les tissus de la partie postérieure, attaque la symphyse d'avant
en arrière avec un bistouri droit pour bien s'assurer qu'il est sur le
cartilage ; il complète la section de haut en bas avec un bistouri
courbe et boutonné dont le partie mousse est guidée par la pulpe du
doigt maintenu en arrière de la symphyse. Ce temps de l'opération
est très court. Une légère abduction des cuisses, faite simultané-
ment par deux aides, amène après la section du ligament triangulaire un certain écartement des deux pubis : le doigt passe très facilement entre les deux os qui s'écartent. A ce moment, il s'écoule
des tissus pré-vésicaux, une quantité de sang veineux peu considérable. Sans s'occuper d'en rechercher la cause, on place entre les
pubis une gaze antiseptique qui est fixée avec une légère pression.
Le sang s'arrête.

M. Budin, en dehors des contractions, rompt la poche des eaux
avec le perce-membranes, introduit la main gauche dans l'utérus. Il
sent, à côté de la tête, sur le front un paquet de cordon ; une procidence en aurait été inévitable si, après l'ouverture de la poche des
eaux, on avait voulu appliquer le forceps. Le pied antérieur est rapidement amené au dehors et on attend.

Une contraction survient. Pendant qu'un aide fait de l'expression
sur le fond de l'utérus, M. Budin extrait rapidement le siège, fait
une anse au cordon et entraîne le tronc et les épaules. Les bras sont
légèrement relevés ; l'antérieur est abaissé facilement ; le postérieur

s'est dégagé presque spontanément. L'occiput étant primitivement à gauche, devait après la version, se trouver à droite. A ce moment, la tête subit un mouvement de rotation qui fait au contraire passer l'occiput à gauche et la face à droite. M. Budin introduit deux doigts de la main gauche dans la bouche de l'enfant, l'autre main est placée en fourche sur les épaules ; profitant de la contraction qui durait encore, pendant que l'aide appuie sur le front, on fait franchir à la tête le rétrécissement. Elle est amenée jusque sur le plancher pelvien où elle exécute son mouvement de rotation ; l'occiput vient se placer derrière la symphse. A ce moment, la contraction utérine a cessé.

Pendant tout ce temps, M. Budin n'a point fait écarter les cuisses de la femme, voulant ainsi laisser à la tête elle-même le soin d'éloiguer les pubis l'un de l'autre. La tête est abandonnée dans le vagin en attendant une contraction.

Au bout de 5 à 6 minutes, comme l'enfant avait fait plusieurs mouvements d'inspiration, M. Budin, sans attendre davantage, de peur de compromettre la vie du fœtus, essaie la manœuvre de Mauriceau ; la tête ne vient pas. M. Budin, ne voulant pas employer des tractions très fortes et dangereuses, fait, sur la tête dernière, une application de forceps directe et extrait alors facilement un enfant vivant et en bon état ; on n'a même pas eu besoin de le ranimer et de l'insuffler. Cet enfant, du sexe féminin, pèse 2850 grammes. Voici es diamètres de la tête :

$$Bi\ T = 8$$
$$Bi\ P = 9,3$$
$$S.\ O.\ B. = 10,1$$
$$O.\ M. = 13$$
$$O.\ F. = 11,5$$

Sur la partie droite de la tête on voit deux lignes rouges, laissant entre elles un espace de 5ᶜ 1/2, légèrement obliques et correspondant très probablement au point où les deux angles postérieurs des pubis ont dû s'appliquer sur la surface cranienne.

M. Budin pratique 6 sutures profondes à la soie, prenant toute l'épaisseur du tissu cellulaire, puis 4 sutures superficielles. On fait le pansement au salol et à la gaze salolée. Les jambes sont rapprochées et, autour du bassin, on applique une bande en tissu élastique, d'une largeur de 17 centimètres, extensible seulement dans le sens de la longueur. Cette ceinture fait deux fois le tour du corps.

Les suites de l'opération ont été des plus simples. Le 13 décembre au soir, la température axillaire était de 37°, le 14 décembre, au matin, de 36°9 ; le 14 décembre, soir, de 37°8 ; le 15 décembre, elle fut de 37° le matin et le soir. A partir de ce moment, jusqu'au jour de la sortie, la température oscilla entre 36°8 et 37°2.

Les sutures faites, on avait constaté dans le vagin la présence du placenta ; une légère traction l'amena au dehors. Sur son bord on vit, en un point, l'endroit qui avait été touché par la sonde, lors de son introduction.

La ceinture a été un peu desserrée le lendemain, 14 décembre. Le samedi, 17 décembre, on enlève un point de suture : le lundi 19, trois autres ; le mardi 29, les derniers. La réunion s'est faite par première intention.

La seule particularité digne d'être signalée, pendant les suites de couches, fut l'apparition, vers le 12ᵉ jour, d'un léger œdème du membre inférieur gauche, dû a la compression exagérée et prolongée que causait la ceinture.

Le mercredi 4 janvier 1893, la malade fut mise debout. En pratiquant le toucher vaginal et en la faisant marcher sur place, on constata que la mobilité des pubis l'un sur l'autre était à peu près celle qu'on rencontre chez beaucoup de multipares, trois semaines après l'accouchement.

L'enfant qui, le jour de sa naissance, le 13 décembre, pesait 2850 grammes, tomba le 15 à 2700 grammes. Le 16 décembre, son poids était de 2725 grammes. La mère n'ayant pas de lait, on lui fit prendre du lait stérilisé ; mais il diminua chaque jour, sans que rien pût expliquer son état. Son poids, le 17 décembre, fut de 2675 grammes ; le 18, de 2630 gr. ; le 19, de 2650 gr. ; le 20, de 2660 grammes. On lui fit des frictions avec l'alcool, matin et soir, et on lui fit prendre un peu de pepsine.

Etant donné la naissance d'un premier enfant mort et macéré, la mort rapide du second et cette décroissance que rien n'expliquait chez le troisième on pensa, comme on l'avait déjà supposé, que la syphilis était en cause, bien qu'on n'eût pu relever aucun signe probant chez la mère. On prescrivit des frictions mercurielles qui furent faites le 21 et le 22 décembre. L'enfant diminua de nouveau de poids il tomba le 21 à 2600 grammes, et le 22 à 2500 gr. ; on avait remplacé le lait stérilisé par du lait d'ânesse. Le 23 décembre, le poids était de 2400 gr. ; un peu de diarrhée survint, 3 garde-robes jaunes dans les 24 heures ; on administra de la liqueur de Van Swieten. Le 24, l'enfant pesait 2320 gr. ; le 25, 2215 gr ; et le 26 décembre il succombait ; le matin, il pesait encore, comme la veille, 2215 grammes.

Voici le résultat de l'autopsie pratiquée par M. Legry, chef du laboratoire.

*Autopsie.* La totalité des deux poumons a respiré et crépite sous les doigts, mais les deux bases sont très congestionnées ; il n'y a toutefois dans ces points, ni noyaux de broncho-pneumonie, ni infarctus, car tous les fragments du parenchyme excisés et plongés dans l'eau reviennent à la surface et surnagent.

Le péricarde ne contient pas de liquide. Il n'y a ni malformation, ni altération orificielle du cœur.

Le péritoine est sain.

Le foie et les reins ont un volume normal ; ils ne présentent aucune lésion macroscopiquement apparente. On ne note qu'un certain degré de pâleur de ces deux organes.

La rate n'est pas hypertrophiée : sa teinte est peu foncée ; sa consistance est normale.

On ne trouve aucune lésion intra-cranienne. Pas d'hémorrhagie cérébrale.

L'intestin, examiné sur toute sa longueur, ne présente aucune altération.

On n'a donc trouvé aucune lésion. Il semble que, comme chez beaucoup de petits syphilitiques, il y a eu, chez cet enfant, inaptitude à la vie.

J'insisterai, en terminant, sur quelques particularités.

La symphyséotomie me paraissait absolument indiquée dans ce cas. L'accouchement prématuré antérieur et le passage, avec enfoncement du crâne, d'un fœtus peu volumineux cependant, la forme particulière du bassin, etc., nécessitaient ou la symphyséotomie ou l'opération césarienne, si on voulait avoir un enfant vivant.

Nous avons opéré en présence de tous les élèves, dans une des salles ordinaires de notre service. Les suites de couches ont été extrêmement simples pour la mère. Si l'enfant a succombé, ce n'est que tardivement, et sa mort a été probablement due à la syphilis congénitale.

Il existait deux lignes rouges verticales sur le pariétal antérieur, nous avons cru qu'elles étaient dues à la pression exercée par les bord postérieurs aigus et coupants des deux pubis. Lorsque ces os sont réunis au niveau de l'articulation, il y a là une surface plane, régulière, continue. Il n'en est plus de même lorsque les pubis sont écartés ; il existe alors deux angles tranchants qui doivent être redoutables non seulement pour l'enfant, mais encore et surtout pour la mère dont les tissus, la vessie et le vagin, sont alors fortement distendus.

Dans le service de l'hôpital Lariboisière, M. le docteur Porak a pratiqué le 19 juillet 1892 un symphyséotomie sur un bassin cyphotique dont il a bien voulu nous communiquer l'observation et que nous reproduisons ici ainsi que celle d'une autre symphyséotomie pratiquée le 9 décembre 1892.

Observation due à l'extrême obligeance de M. le D\u1d63 Porak accoucheur de Lariboisière.

Léonie P., fleuriste, 24 ans, d'une bonne constitution, entre le 23 mai 1892 à l'hôpital Lariboisière.

Antécédents héréditaires : père bien portant, mère atteinte de manie, a eu 7 grossesses, 4 avortements.

Antécédents personnels : a marché à 28 mois, ophtalmie dans l'enfance ; à 7 ans, début d'un mal de Pott qui a duré jusqu'à 13 ans ; elle est restée couchée huit mois à Sainte-Eugénie, en ce moment développement de la gibbosité et douleurs lombaires ; actuellement saillie très convexe du sternum, cyphose de la colonne vertébrale au niveau des dernières vertèbres dorsales et des premières lombaires, légère saillie au niveau des articulations chondrosternales.

Hauteur à la toise : 1ᵐ 39.

Bassin : diamètre bi-sciatique : 7,7.

Diamètre coccy-s.-pubien : 9 minimum, 11 maximum.

Diamètre bi-ischiatique : 9,3.

Au toucher, on constate une saillie très marquée de l'épine sciatique du côté droit, on atteint très facilement la ligne innominée,
on n'atteint pas le promontoire, la courbure du sacrum est peu
concave, le coccyx arrive en avant; au côté gauche, saillie très
marquée de l'épine sciatique, on atteint la ligne innominée.

Le bassin paraît symétrique; l'extrémité des mains arrive à
l'union du tiers moyen avec les deux tiers moyens.

Le 19 juillet, à 4 heures du soir, examen de la malade : Tête au
détroit supérieur en OIDA, col ayant la dilatation d'une petite
paume de main, on attend jusqu'à 4 h. 1/2 que la dilatation soit
complète; cette dilatation ne se faisant pas, la vulve étant très
œdématiée, une application de forceps fut faite par M. Porak; malgré
les tractions énergiques, on ne réussit pas ; la femme est sous le
chloroforme, les battements du cœur de l'enfant sont très bons. On
se décide à faire la symphyséotomie.

Incision de la région pubienne sur une étendue de 6 centimètres,
hémostase facile, presque pas de sang.

Incision de la symphyse avec le bistouri boutonné sous le doigt
comme guide passé sous la symphyse; après quelques tâtonnements,
la symphyse cède d'un coup.

Deuxième application de forceps, la tête sort rapidement et avec
la plus grande facilité, l'opération dure à peu près 2 heures et se
termine à 6 heures 3/4. Délivrance : a lieu 10 minutes après.

L'enfant est en bon état, toutefois, il présente quelques ecchymoses
au niveau pariétal gauche dues à l'application de forceps ; le col de
l'utérus présente deux déchirures, l'une à droite, l'autre à gauche;
on y applique 5 points de suture : 3 à gauche, 2 à droite; le périnée
est déchiré superficiellement, le vagin présente également quelques
éraillures, enfin suture de la plaie sus-pubienne, pansement à
l'iodoforme.

Suites de l'opération :

20 juillet. État général assez satisfaisant, alimentation au champagne et au lait, la malade urine toute seule, les douleurs n'existent
pas au niveau de la symphyse, la malade présente un peu de
diarrhée, la température montée à 38°,4 le 19 juillet retombe à
37°,4.

25 juillet. Ablation des fils profonds de la suture périnéale et des
fils de la suture hypo-gastrique.

28 juillet. Ablation des fils du périnée et des 2 fils du vagin.

2 août. On retire un fil de vagin, la suture périnéale est en partie désunie, il reste un pont de substance.

6 août. On retire deux fils du col.

25 août. Mobilité très grande de la symphyse, l'enfant a augmenté de 320 grammes et pèse 3550.

OBSERVATION II

Caroline L., chaisière, 19 ans 1/2, primipare, entre le 9 décembre 1892 à l'hôpital Lariboisière et le lendemain dans la salle d'accouchements.

Antécédents héréditaires nuls.

    —      collatéraux nuls.

    —      personnels. Enfance très délicate. Placée en nourrice à Genève jusqu'à un an, la malade fut très mal soignée.

Elle a marché seulement à six ans, et elle présentait des 'nouures très manifestes aux deux jambes.

Actuellement il reste encore quelques stigmates de rachitisme : tout d'abord la malade est d'une très petite taille $1^m,38$. De plus elle présente un genu valgum doublé très accusé, au point que les deux genoux, étant maintenus rapprochés l'un de l'autre, les talons restent distants de 11 centimètres et les malléoles internes de 14.

Les deux tibias présentent une courbure à convexité tournée en dedans.

Le sternum est droit, mais on constate de chaque côté une légère augmentation de volume des articulations chondro-sternales.

La face présente une légère asymétrie. Les dents sont cariées pour la plupart, et les incisives présentent deux étages séparés par une ligne pigmentée.

La colonne vertébrale est rectiligne, quelques apophyses épineuses, notamment à la région lombaire, sont augmentées de volume.

L'état général de la malade est d'ailleurs satisfaisant.

Au mois de février dernier (D. R. 25 février) la malade devient enceinte.

Évolution normale jusqu'à aujourd'hui.

Utérus ayant subi sur son axe vertical une rotation de gauche à droite, qui a amené son bord gauche en avant (ligament rond très facile à sentir sous la peau un peu à gauche et au-dessous de l'ombilic.)

Enfant vivant, paraissant volumineux, présentation du sommet en position O.I.D.P. foyer de battements unique, maximum en bas et à droite.

*Au toucher*, on arrive très facilement sur le promontoire (l'articulation de la 5e lombaire et de la 1re sacrée, point d'aboutissement des deux lignes innominées) et le diamètre promonto-sous-pubien mesure à ce niveau 9,2 sans déduction.

Cette saillie pouvait être prise et a été prise tout d'abord pour un faux promontoire. Mais en touchant la femme sous l'anesthésie chloroformique on sentait que c'était bien le promontoire grâce à ce qu'on sentait les deux lignes innominées. La saillie supérieure était l'articulation de 4e avec la dernière vertèbre.

En suivant avec le doigt la face antérieure de la colonne lombaire, on parvient à atteindre l'articulation de la 4e lombaire avec la 5e et le diamètre antéro-postérieur du bassin mesure à ce niveau 10,5.

Le petit bassin est symétrique, son diamètre transversal paraît large, le sacrum fuit en bas et en arrière.

Les autres mensurations donnent les chiffres suivants.

| | | | |
|---|---|---|---|
| Distances des épines iliaques antérieures et supérieures | | | 23,5 |
| — des crêtes iliaques | — | — | 26,5 |
| — des trochanters | — | — | 29,5 |
| — des épines iliaques postérieures et supérieures | | | 11,0 |

11 décembre. Opération. La dilatation étant complète depuis 8 heures du soir, les membranes rompues depuis 10 heures du soir, on fait à minuit une tentative légère d'extraction avec le forceps Poulet placé obliquement ; puis, devant des résultats négatifs, on décide de faire la symphyséotomie.

La femme est couchée dans le décubitus dorsal ; les membres inférieurs dépassant le bord de la table, les cuisses rapprochées. Après la toilette habituelle, M. Porak fait une incision petite dépassant de deux centimètres la hauteur de la symphyse et s'arrêtant, en bas, à un centimètre du clitoris. L'insertion des muscles droits est détachée de chaque côté par de petites incisions latérales. Avec le doigt on décolle les tissus retro-pubien; puis M. Porak introduit entre la vessie vidée et la face postérieure de l'os la faucille de Galbiati, d'abord à plat, puis le tranchant ramené en avant. La partie concave de l'instrument est glissée sous le ligament triangulaire et le bouton terminal de l'instrument se sent à travers les tissus immédiatement au-dessous de la symphyse. Celle-ci est donc incisée de bas en haut et d'arrière en avant, sans aucune difficulté et sans hémorrhagie notable. Écartement spontané de deux centimètres environ mesuré avec la glissière.

Ensuite les aides qui tenaient les cuisses rapprochées fléchissent les jambes sur les cuisses et celles-ci sur le bassin.

Deux aides appuient de chaque côté sur l'os iliaque.

Application du forceps Poulet en position oblique. La tête descend en écartant la symphyse progressivement jusqu'à 72 millimètres, écartement maximum. Extraction pénible de la tête par l'anneau vulvaire très étroit. Les parties antérieures et sous-pubiennes sont fortement tendues et, au moment de la sortie de la tête, toute la région du vestibule, y compris l'urèthre, se détache du côté gauche, hémorrhagie abondante.

On extrait l'enfant, d'abord un peu étonné, mais qui ne tarde pas à respirer. Délivrance artificielle quelques minutes après l'accouchement. Puis recherche pénible du méat urinaire par lequel on introduit une sonde qui est laissée à demeure. Suture au crin de Florence des parties vestibulaires du côté gauche; toute cette région est non seulement arrachée, mais fortement contuse.

Sutures profondes et superficielles de la plaie abdominale également au crin de Florence.

Soins consécutifs : La vessie est vidée toutes les 4 heures. Champagne et lait. Opium à l'intérieur. Pendant toute la journée la malade va aussi bien que possible. L'urine renferme de l'albumine mais pas de sang. Température normale, pouls un peu fréquent. Toilette de la vulve. Pas d'injection. L'enfant est mort à 10 heures du matin.

Le 12 décembre. — Le matin température normale, pouls assez fréquent (120) état général satisfaisant ; la malade demande à manger. Lait et champagne.

Le 12 au soir petite élévation de température 38,°8. Pouls 116.

La sonde est toujours dans l'urèthre. L'urine renferme environ 1 gramme d'albumine mais est claire.

Le 13. — La température qui était montée à 38,°8 la veille au soir est descendue à 38°,2, mais la respiration est gênée et rapide. L'expectoration est abondante glaireuse et verdâtre ; nombreux râles dans la poitrine.

La quantité d'urine est montée à deux litres, la malade a des mictions involontaires qui souillent son pansement. La malade a mangé un œuf après le pansement fait.

Le 14. — L'état général est meilleur, la respiration est moins embarrassée, l'expectoration est toujours abondante, la température 39°,4, pas de selles depuis le 12, purgation 20 gr. d'huile de ricin, quelque urine = 1500<sup>cc</sup> la malade n'en a pas perdu depuis hier. Pas de douleur abdominale. Le sommeil et l'appétit semblent revenir.

La température monte le soir à 40°2.

La purgation fait un effet énergique, de sorte que la quantité d'urine ne peut être exactement évaluée.

Injections continues de 70 litres de permanganate de potasse.

Le 15. — La toux est devenue presque insignifiante. La malade prétend avoir bien reposé et ne souffrir de nulle part, la température est de 40°,1.

La respiration est rapide, 32 par minutes.

La peau est chaude, le pouls 116 à 10 heures, pas de vomissements, pas de diarrhée depuis le matin. La sonde est retirée : la malade garde très bien ses urines.

Le 16. — La température est élevée, 40°, l'état de la poitrine (submatité, râles nombreux en bas, en arrière et à droite) n'expliquant pas une fièvre aussi forte on cherche du côté de la plaie, on constate alors dans la fosse iliaque gauche un empâtement douloureux assez étendu. De plus, sur la plaie elle-même, il existe une eschare en voie d'élimination qu'il est facile d'enlever avec une pince. Les points de suture dans ces conditions ne servent plus à rien et sont retirés (on ne laisse en place que ceux de la paroi abdominale). On procède ensuite à un lavage soigneux de la cavité avec de l'eau boriquée, et on applique un pansement à la gaze salolée de préférence à l'iodoforme, à cause de l'absorption trop grande qui pourrait se faire.

L'état général de la malade malgré cette énorme température, n'est pas trop alarmant. Elle parle avec assez d'entrain et se laisse déplacer dans son lit sans trop se plaindre.

Le soir on retire les fils de la plaie abdominale, réunie par première intention. Au toucher, le doigt introduit dans le vagin pénètre dans une vaste cavité communiquant avec l'espace large, à ce moment, de deux travers de doigt qui sépare les deux pubis. Toute la paroi de cette cavité présentait un aspect blanchâtre recouverte de pseudo-membranes. Une injection au sublimé à 1/2000 est faite dans cette cavité.

L'état général de la malade reste excessivement grave, bien qu'elle-même se dise très bien.

A minuit elle commence à râler. La température est à 40°,6.

L'agonie a duré jusqu'au lendemain soir.

L'autopsie n'a pas été faite, la famille ayant procédé à l'inhumation précipitamment et à peine les 24 heures écoulées.

On peut cependant affirmer, d'après les phénomènes pulmonaires, l'état général et l'état local, que la malade a succombé à une intoxication ayant son point de départ au niveau des parties sphacélées de la vulve et du vagin.

A l'hôpital Cochin, dans le service de M. le D$^r$ Bouilly, M. Tollemer, interne du service, vient de pratiquer une symphyséotomie dont il a bien voulu nous communiquer l'observation et que nous sommes heureux de relater ici *in extenso*.

OBSERVATION

Multipare, bassin de 8 cent. 1/2 à peine, gros enfant, symphyséotomie par M. Tollemer, interne du service.

La nommée Irénée-Anna S., femme V., âgée de 39 ans, entrée le 19 janvier 1893, salle Velpeau, lit n° 21.

Il s'agit d'une femme d'une taille moyenne, vigoureuse, bien charpentée ; elle a été mariée deux fois et a eu 4 enfants du premier lit et 2 du second.

*Antécédents, grossesses antérieures.* — Toujours bien portante pendant son enfance et son adolescence, elle n'a jamais eu aucune maladie ; — ses suites de couches ont toutes été simples.

Elle ne présente pas les traces de rachitisme. Elle a été réglée à l'âge de 10 ans et 8 mois. Elle voit 14 fois dans l'année. Les règles ont toujours été un peu douloureuses et peu abondantes, durant 3 ou 4 jours.

Mariée à 22 ans, le 28 août 1875, elle accouche juste neuf mois après, le 28 mai 1876, d'un garçon, très petit, dit-elle. L'accouchement a lieu par le sommet et est facile.

L'enfant est à peine à terme et meurt au bout de 4 mois et demi.

Elle redevient bientôt enceinte et accouche le 17 juin 1877 d'un autre garçon, également petit. L'accouchement est pénible, le travail dure 36 heures. L'enfant est à terme et présente le sommet.

La malade accouche pour la 3e fois le 30 janvier 1880 d'un garçon de même taille que les précédents. Le sommet se présente, l'accouchement est pénible. L'enfant meurt d'accident à l'âge de 2 ans et 8 mois.

La 4e grossesse donne un garçon à terme, pas gros, le travail est pénible et l'enfant naît mort. La malade ne peut préciser de date, sans doute 1883.

La 5e grossesse survient après son 2e mariage, en 1886. Présentation du sommet; le travail est long, très pénible, et l'accouchement est terminé par un forceps, très difficile au dire de la malade.

L'enfant, une fille, est très grosse et meurt pendant le travail.

Son 6e enfant est né en 1890. C'était un garçon qui fut extrait par le forceps et mourut pendant l'extraction.

Les suites de toutes ces couches ont été normales. Dix jours après l'accouchement, la malade se remettait à son comptoir de marchand de vins.

*Grossesse actuelle.* — Ses dernières règles ont duré du 3 au 7 avril 1892. La grossesse a été pénible. La malade a toujours été mal portante et a souffert de douleurs de reins et de ventre qui rendaient la marche très pénible et empêchaient le travail. Elle était très grosse.

Dans la nuit du 18 au 19 janvier 1893, elle est prise de petites douleurs : à 4 heures du matin commencent les fortes douleurs.

La poche des eaux se rompt à 10 heures du matin, et la malade se présente à l'hôpital le 10 janvier à midi.

A ce moment ses douleurs sont peu violentes et assez fréquentes ; le ventre est très gros, et le palper, assez difficile, permet cependant de reconnaître un sommet en droite postérieure.

Par le toucher vaginal l'angle sacro-vertébral est facilement atteint. Le bassin a un rétrécissement antéro-postérieur de 8 cent. 1/2 à peine, déduction faite, c'est-à-dire que le diamètre promonto-pubien minimum mesure à peine 8 centimètres et demi.

Le col est épais, très dilatable, mais la dilatation réelle n'est pas supérieure à la largeur d'une pièce de deux francs.

La poche des eaux est rompue : la tête, paraissant volumineuse, est située en droite postérieure. La tête est placée au niveau du détroit supérieur, où elle est fixée par les contractions utérines, mais dans lequel elle n'a pas de tendance à s'engager. Elle est inclinée sur le pariétal postérieur qui présente à sa partie postérieure une assez volumineuse bosse sanguine. Les os sont très durs, la suture sagittale est difficile à sentir : la fontanelle postérieure est extrêmement petite, les os n'ont pas de tendance à chevaucher pour faciliter la réduction. La symphyse pubienne ne présente que très peu de laxité, ses mouvements sont à peine perceptibles.

L'état général est assez bon ; toutefois la femme est un peu affaiblie et fatiguée. L'urine renferme des traces d'albumine : il n'y a pas d'œdème des jambes. Les bruits du cœur fœtal sont un peu sourds et ralentis.

En présence d'un tel cas, on pouvait songer à un forceps ou à une basiotripsie. Mais le forceps promettait d'être difficile et dangereux pour la mère et l'enfant. Il est d'autre part répugnant de faire une basiotripsie sur un enfant vivant, et de plus cette femme demandait à ce qu'il soit fait tout le possible pour lui avoir son enfant vivant.

Il restait donc à choisir entre une opération césarienne ou la symphyséotomie. Pensant que cette dernière présentait vraiment des indications dans le cas présent et pouvait être considérée comme un minimum opératoire, étant donné le but à atteindre, c'est-à-dire celui d'avoir un enfant vivant, nous prévinmes M. Bouilly, qui vint dans la soirée voir la malade et fut d'avis que la symphyséotomie pouvait nous mener au résultat cherché.

Les douleurs ne devinrent pas plus efficaces et les bruits du cœur fœtal se ralentirent encore : à 2 heures du matin le 20 janvier, la dilatation du col est telle qu'il admet l'extrémité de trois doigts, elle est stationnaire. Le col étant très souple, l'écarteur Tarnier est appliqué à 2 h. 1/4 du matin. Il cause un réveil de douleurs, mais peu efficaces. La dilatation est à son maximum à 3 h. 1/2 et il est alors procédé à l'opération.

Opération le 20 janvier, 3 h. 1/2 du matin.

Après anesthésie, la malade est amenée au bord du lit. Après toilette du vagin, la région opératoire est savonnée, rasée, passée à l'alcool, l'éther et au sublimé, en un mot aseptisée. La sonde évacue un peu d'urine.

La femme étant dans le décubitus dorsal au pied du lit, sur la planche à forceps, les jambes sont soutenues par deux aides vigoureuses qui les tiennent solidement et sont prévenues de ne pas les écarter et d'appuyer autant qu'elles le pourront sur les grands trochanters : une autre aide exerce avec les deux mains une pression sur les crêtes iliaques.

Avec un bistouri pointu, nous incisons la peau, au-devant du pubis, sur la ligne médiane. L'incision commence un peu au-dessous de la limite supérieure de la symphyse et descend jusqu'au-dessus du clitoris, s'arrêtant à un centimètre de la racine de celui-ci. Elle est longue d'environ 7 centimètres. Le bistouri incise doucement jusqu'à ce qu'on arrive sur la symphyse.

Nous essayons alors d'insinuer l'index gauche derrière la symphyse. Pour y parvenir il faut désinsérer un peu les fibres musculaires sur la ligne médiane, et le doigt est alors glissé derrière le pubis où il pénètre avec une certaine difficulté. Il reconnaît alors facilement les deux petites saillies longitudinales très rapprochées qui sont signalées comme les bords postérieurs des surfaces articulaires. Le bistouri boutonné attaque alors la symphyse en haut d'avant en arrière, formant avec l'index gauche un angle aigu ouvert par en bas. Puis, quand il a pénétré dans l'interstice bien complètement, il est alors redressé et sectionne la symphyse perpendiculairement à son grand axe, l'extrémité du doigt ayant soin de précéder l'extrémité boutonnée du bistouri dans sa descente. Le bistouri est donc perpendiculaire au doigt et, quand il est arrivé à l'extrémité inférieure de la symphyse, le ligament triangulaire est attaqué et sectionné à tout petits coups.

Brusquement, alors, sans tractions, malgré les pressions exercées par les aides sur le bassin, il se produit un écart de trois centimètres.

Il ne s'écoule pas de sang, deux pinces ont été placées sur une veine qui saignait un peu dans le tissu cellulaire au-devant de la symphyse.

La plaie est tamponnée avec une compresse de gaze maintenue par une aide.

A ce moment on constate l'intégrité parfaite de la vulve et *la sonde amène quelques gouttes d'urine normale.*

L'application du forceps est alors faite, la tête tourne un peu, devient transversale et s'engage dans le détroit supérieur. Mais elle se réduit peu et, quoique la prise soit régulière, le forceps dérape légèrement : craignant d'enfoncer un pariétal nous désarticulons le forceps.

A peine celui-ci est-il retiré qu'il s'écoule du sang par l'urèthre.

Le vagin est intact, mais immédiatement au-dessous du clitoris nous constatons une déchirure de la muqueuse au-dessus du tubercule antérieur du vagin ; cette déchirure, oblique de gauche à droite et d'avant en arrière, présente 3 ou 4 centimètres de long.

Elle saigne un peu, mais un tampon maintenu sur elle arrête vite cette petite hémorrhagie.

Le forceps est de nouveau appliqué mais il dérape encore, c'est le petit modèle du forceps Tarnier.

Nous prenons alors le grand modèle qui amène la tête dans l'excavation, mais il dérape à son tour.

Les bruits du cœur fœtal sont très lents. Nous pratiquons alors la version, qui est assez facile, et amène un enfant vivant, un peu asphyxié, mais que quelques insufflations raniment tout à fait.

L'écartement maximum des pubis a été de 5 centimètres ; les aides se sont cependant, autant que possible, opposées à cet écartement.

La délivrance artificielle est faite ; puis après toilette de la plaie opératoire et de la déchirure du vestibule, nous essayons d'introduire une sonde dans la vessie, mais après avoir parcouru 1 centimètre environ derrière le méat, la sonde sort dans le tissu cellulaire et il est impossible de trouver le bout postérieur. Après bien des tentatives, nous renonçons à cette recherche et procédons à la suture de la plaie abdominale. Celle-ci est obturée par quatre points profonds à la soie prenant toute l'épaisseur des tissus au-devant des symphyses et par cinq crins de Florence achevant l'affrontement de la peau.

Un drain est placé dans l'angle inférieur de la plaie. La déchirure du vestibule du vagin est laissée sans suture.

Pansement iodoformé, injection intra-utérine, gaze iodoformée sur la vulve.

Il ne s'écoule pas de sang. Un bandage ouaté est appliqué autour du bassin et serré solidement avec plusieurs tours d'une bande de toile. On constate que les pubis sont bien rapprochés.

La malade est placée dans une gouttière de Bonnet, dont les parties latérales sont rapprochées à l'aide d'une bande bien serrée. L'opération a duré 1 h. 1/2.

L'enfant est un garçon très vigoureux du poids de 3950 grammes. Il a rendu son méconium, sa longueur est de 53 centimètres.

La tête est volumineuse, très peu déformée, très ossifiée : la fontanelle antérieure est normale, mais la suture sagittale se sent à peine et la fontanelle postérieure est très difficile à trouver.

Les diamètres sont les suivants :

| | |
|---|---|
| Occipito-frontal | 12<sup>cm</sup> 1/2. |
| Occipito-mentonnier | 13<sup>cm</sup>. |
| Bipariétal | 10<sup>cm</sup>. |
| Sous-occipito-bregmatique | 10<sup>cm</sup> 1/2. |

Une pression assez énergique exercée de chaque côté de la tête ne peut faire chevaucher les pariétaux. La réduction de cette tête était donc des plus minimes.

Elle présente la trace des applications de forceps, celle-ci montre que la tête était régulièrement prise.

M. Bouilly voit la malade le matin à 9 heures. Des tentatives de cathétérisme de la vessie sont faites, mais infructueusement. Il faut renoncer à passer une sonde dans la vessie et se décider à attendre les événements, prêts à intervenir s'il y a lieu.

Après l'opération, la malade s'est bien réveillée ; elle ne souffre pas.

La matinée se passe bien : une injection vaginale à l'eau phéniquée très faible. La malade ne perd pas de sang. Elle n'a pas envie d'uriner et il ne s'écoule pas d'urine par la déchirure. Le soir, nouvelle injection vaginale.

Température le 20 janvier : } matin 37°,8. soir 38°.

Grogs, champagne.

Le 21 janvier au matin : la nuit n'a pas été calme ; la malade a été agitée, se plaignant d'être mal à l'aise dans sa gouttière.

Elle ne perd pas, le pansement vulvaire est taché d'un peu de sang. La vessie renferme un peu d'urine, elle est perceptible par la palpation de l'hypogastre.

La malade ne souffre pas ; elle se sent un peu d'envie d'uriner.

La plaie pubienne est en bon état.

A 11 h. 1/2, la malade, pressée par l'envie d'uriner, urine dans son pansement qui est changé aussitôt.

L'état général est bon, la langue est humide.

Température : le matin 37°,2.
— le soir 39°,6.

Malgré sa température élevée la malade va bien ; elle ne souffre pas.

Le 22 janvier au matin on trouve le pansement imbibé d'urine. La malade est sortie de la gouttière et nettoyée. On lui fait un grand lavage du rectum qui ramène un peu de matières liquides. Injections vaginales.

La malade est remise dans la gouttière, elle ne souffre pas, l'état général est bon, cependant la langue est un peu sèche et le ventre est légèrement ballonné, mais aucunement douloureux. Le pouls est rapide mais bon.

L'état local est bon : on peut constater que, quand la malade urine, l'urine sort par la fissure.

La malade mange une côtelette ; grogs, champagne, lait.

Le soir nouveau pansement : la malade a un peu de diarrhée.

Température : le matin 38°,4.
— le soir 39°,4.

Le 23 janvier 1893.

Bon état général et local ; la langue est redevenue humide et propre.

La diarrhée persiste ; la malade à des envies d'uriner et urine abondamment. Le ventre est souple, pas de douleurs nulle part. La malade ne se plaint que d'être dans la gouttière.

Calomel le soir, 30 centigrammes.

Potages, grogs, lait.

Température : matin 38°,3.
— soir 37°,6.

Le 24. Bon état général, langue humide et propre, pas de douleurs ; la malade a bien été à la selle. Il persiste un peu de diarrhée.

L'état local est excellent ; la plaie pubienne paraît réunie.

L'état de la déchirure est satisfaisant ; elle forme une petite perte de substance située entre le méat et le clitoris. Elle est irrégulière, un peu anfractueuse. La malade urine volontairement et abondamment.

L'utérus est bien revenu sur lui-même ; les injections vaginales restent propres.

100 grammes de viande crue dans du bouillon, potages, lait, grogs. Température : le matin 37°,6.

La malade va très bien et tout fait prévoir qu'elle guérira bien, avec une fistule uréthrale peu gênante et sans doute curable assez facilement.

L'enfant va très bien : il tette bien.

*Réflexions*. La symphyséotomie a permis, dans ce cas, d'avoir un enfant vivant, alors que l'extraction par le forceps aurait été sinon impossible, du moins très dangereuse pour la mère et l'enfant. Ce sont ces considérations qui ont fait qu'on ne l'a même pas tentée avant l'opération.

Si nous avions pu éviter la déchirure de l'urèthre, les suites opératoires auraient été des plus simples. Nous étions bien décidé pour éviter celle-ci à faire des incisions latérales, si nous voyions la vulve trop dilatée. Or celle-ci ne l'était pas beaucoup quand la déchirure s'est produite. Quelle est donc la pathogénie de cet accident?

Nous ferons donc remarquer que la distension vulvaire ne peut être seule incriminée et nous proposons l'explication suivante :

Nous avions affaire à une droite postérieure et, le forceps une fois appliqué, la tête refoulant un peu les tissus devint transversale, l'occiput décrivant ainsi un arc de cercle d'environ 45° d'arrière en avant. En même temps la tête s'engageait dans le détroit supérieur dont les tissus, non soutenus au niveau du pubis, suivirent le mouvement de la tête. Le col de la vessie et la partie postérieure de l'urèthre furent donc déviés vers la gauche de la femme par la bosse pariétale antérieure et la cuiller du forceps.

L'urèthre vint ainsi croiser la partie inférieure de la partie postérieure de la surface articulaire du pubis gauche, et la descente de la tête, en le comprimant entre cet angle et la tête, le sectionna sur cette partie qui, ainsi qu'il fut facile de le constater, était en quelque sorte tranchante.

Nous avons eu l'occasion de revoir cette femme le 20 février dernier, elle marchait en se balançant d'une façon assez marquée.

En faisant le relevé statistique des opérations faites en France pendant l'année 1892, nous trouvons les résultats suivants :

## TABLEAU SYNOPTIQUE

| OPÉRATIONS | RÉSULTATS | | | |
|---|---|---|---|---|
| 33 | pour la mère | | pour l'enfant | |
|  | guéries | mortes | vivants | morts |
|  | 27 | 6 | 20 | 13 |
|  | 33 | | 33 | |

Ce qui donne : 18,2 % *de mortalité pour les mères*

et 39,4 % *de mortalité pour les enfants*

Paris, le 20 mars 1893.

# TABLE DES MATIÈRES

Paris. — Imprimerie F. Levé, rue Cassette, 17

www.ingramcontent.com/pod-product-compliance
Ingram Content Group UK Ltd.
Pitfield, Milton Keynes, MK11 3LW, UK
UKHW020736120726
13693UKWH00001B/352